Isabelle Azoulay
Die Gewalt des Gebärens

Isabelle Azoulay

Die Gewalt des Gebärens

Streitschrift wider den Mythos der
glücklichen Geburt

List

Der List Verlag ist ein Unternehmen
der Econ & List Verlagsgesellschaft,
Düsseldorf und München

ISBN 3-471-77029-1

Satz: Franzis-Druck GmbH, München
Druck und Bindung: Bercker, Kevelaer

Inhalt

ANHANG

Danksagung

Diese Schrift wäre undenkbar ohne die Erfahrungen und Wahrnehmungen, die mir in zahlreichen intensiven Gesprächen zuteil wurden.

An erster Stelle möchte ich den Frauen danken, die bereit waren, sich mit mir an die Geburt ihres Kindes zu erinnern – ein immer wieder aufwühlender Vorgang. Die Intimität dieser Erinnerungen gebietet es, sie nicht persönlich zu nennen. Über den sicherlich reichsten Fundus an Erfahrungen verfügen die Hebammen. Den in Institutionen tätigen wie auch den freien Hebammen, die mir ihren Erfahrungsschatz öffneten, gilt mein ganz herzlicher Dank. Zugleich möchte ich um Nachsicht und Verständnis bitten, wenn ich mir die Freiheit genommen habe, diese Erfahrungen im Kontext meiner Auseinandersetzungen mit dem Thema Geburt auf meine Weise zu interpretieren und zu analysieren. Um so mehr, als meine Sicht nicht immer der meiner Gesprächspartnerinnen entspricht.

Und natürlich danke ich auch den Ärzten, die bereit waren, über ihre Erfahrungen zu berichten.

Für die anregenden und bereichernden Gespräche und für die große Anteilnahme an dieser Schrift danke ich ganz besonders Johanna Vollmann. Anna-Luise Knetsch schließlich danke ich ganz herzlich für die kritische und kompetente Durchsicht des Manuskriptes.

Vorwort

Fast jede Geburt ist von überwältigenden Schmerzen begleitet, durch die eine Frau in Angst und Bedrängnis geraten kann. Dieser Schmerz, der weder abschätzbar noch kontrollierbar ist, versetzt den Körper der Frau in einen Ausnahmezustand, in dem ihre Wahrnehmung verändert ist. Er zerstört kurzweilig ihre Anbindung an die Gemeinschaft. Die Geburt stellt im körperlichen und im psychischen Leben einer Frau einen Orkan dar. Auch Frauen, die darauf beharren, diesen Orkan mit sentimentalen Ornamenten auszukleiden, und die, meine Sprache nicht verstehend, in der Geburt die produktive Quelle weiblicher Identität sehen, auch sie oder gerade sie möchte ich an die abgründige und dunkle Seite des Gebärens erinnern. Ich will die Glücksmomente des Geschehens keineswegs schmälern, sie keineswegs für unwahr oder unecht erklären. Hier soll es aber um das andere gehen, um das, was unser Bewußtsein meist ver-

11

drängt, und zwar nicht nur aus Bequemlichkeit. Denn in der animalischen Qualität des Geburtsvorgangs ist die Heftigkeit der Wehen für uns heute unannehmbarer als je zuvor: Die Geburtswehen scheinen sich zu verselbständigen, sich unabhängig vom Bewußtsein zu machen – zwei Stunden, 12, 26, 45 Stunden lang. Und trotz aller Errungenschaften unseres hochtechnisierten Zeitalters haben wir keinerlei Anhaltspunkte, um zu erklären, welche Faktoren es sind, die derart unterschiedliche Abläufe auslösen: Nicht der Ablauf der Schwangerschaft, nicht der Körperbau der Frau, nicht ihre Einstellung zum Kind, nicht ihre Vorbereitung auf die Geburt, kein Glaube und kein Aberglaube – nichts taugt als Indikator, um den Verlauf einer Geburt vorher einschätzen zu können. Mit der Geburt betreten wir unbekanntes Terrain. Es erscheint mir notwendig, diese Stelle aufzusuchen, weil sie sich in unser aufgeklärtes Verständnis von Weiblichkeit und Sexualität offenbar nicht integrieren läßt. Denn die weibliche Fähigkeit, Leben zu schenken, setzt zugleich Beunruhigendes frei. Das Ereignis Geburt, dem wir voller Staunen über die eigenen Möglichkeiten gegenüberstehen, birgt auch seine Kehrseite: eine ungezügelte Gewalthaftigkeit. Im überwältigenden Naturgeschehen wütet eine Kraft, die das Individuum vollkommen negiert.

Wie bringt sich die Frau nach dieser Naturkatastrophe in Sicherheit? Wie beeinträchtigt die Geburt ihr Verhältnis zum Körper? Wie wirkt sie sich auf ihr Selbstbewußtsein, auf ihre Sexualität aus? Mit welchem Blick werden nun Männer gesehen? Welches Bild entsteht nach diesem Ereignis von der Idee der Familie?

Meine Aufmerksamkeit gilt unserem Umgang mit dem Ereignis Geburt. Mir geht es um das konkrete Geschehen des Geburtsablaufs, wobei vorrangig die Wahrnehmung der entbindenden Frau beleuchtet werden soll. Die eigentümliche Dissonanz zwischen ihrer Wahrnehmung und dem Verständnis und Verhalten der anderen beteiligten Helfer weist auf ein Tabu hin, das es zu untersuchen gilt. Die Grenzsituation Geburt soll aus der Perspektive derjenigen beschrieben werden, die das Geschehen um die Geburt begleiten, und aus der Sicht der Gebärenden. Die Sichtweise der Frauen selbst, aber auch von Hebammen, Ärzten und von begleitenden Vätern soll berücksichtigt werden – ihre Geschichte, ihre Einstellung, ihre Erfahrungen und ihr jeweiliges Verhältnis zur Frau. Es werden die Weisen und die vermeintlich Weisen zu Wort kommen, die sicheren und die vorsichtigen Experten, die Ratlosen und die wohlwollenden Fachidioten. Natürlich gibt es »die« Frauen nicht und auch nicht »die« Hebammen, sowenig es »die« Ärzte oder »die« Väter gibt. In jeder Gruppe findet sich ein antiquierter Flügel, der an der Vergangenheit festhält, finden sich vermeintlich Befreite, die mit militanten Tönen vieles auf den Kopf stellen, zögerliche Beobachter, die ein differenziertes Bild aufzeigen, noch mal andere, die verklärte Bilder heraufbeschwören, oder Pragmatiker, die unaufhörlich auf Tabellen und Werte hinweisen. Ob es die niedrigen Mortalitätsraten oder die hohen Kaiserschnittsraten sind – stramm wird verteidigt, heftig wird gefochten. Für viele geht es um mehr als die Geburt des Kindes und zuwenig um die Entbindende selbst. »Authenthisches« Sichselbst-Erleben, mystisches Selbstbild, Profilierungssucht, Machtanspruch, kaum mehr ertragbare Ausgrenzung – die Haltungen, die das Ereignis Geburt umlagern, formieren sich zu Fronten. Allen gestehe ich ein bestimmtes Maß an Aufrichtigkeit zu. Aber sie alle stellen mehr oder weniger wirksame Schutzschilder auf. Unbewußt wird die Gebärende von der Roheit der Geburt abgelenkt, und zugleich schützt die Gemeinschaft sich selbst vor der Unannehmbarkeit von Geburt. Diese kollektiven unbewußten Mechanismen sollen hier beleuchtet, ihre Logik gewissermaßen zerlegt werden. Allein schon die Mühe, Geburt zu humanisieren, beweist die Schwierigkeit im Umgang mit ihr. Und die verschiedenen Diskurse – auch die der Gebärenden selbst – offenbaren Strategien, die uns zeigen, wie die Roheit der Geburt gemeinhin »bewältigt« wird. Je intensiver wir uns mit Geburt beschäftigen, desto klarer sehen wir, welche sicher geglaubten Fundamente dieser Vorgang erschüttert.

Ich werde vielen auf die Füße treten. Denn keine Gruppe läßt sich in ihrem Verhältnis zu Geburt und zu Weiblichkeit auf einen Nenner bringen – und schon gar nicht die Frauen selbst. Im Laufe der vielen Interviews, die ich führte, fiel mir auf, daß keine Erzählung einer anderen ähnelt. Jede Geburt trägt die einzigartige Biographie einer jeden Frau in sich. Es läßt sich dezidiert nichts Allgemeines behaupten.

In den Interviews beschreiben Frauen konkrete Abläufe von Geburt. Einige stellen bestimmte Details als rettend hin, andere prangern Jahre danach dieselben Details als besonders schrecklich an. Es gibt die Frau, die ewig traurig darüber sein wird, mit Kaiserschnitt entbunden zu haben, und die von Gefühlen des Scheiterns geplagt ist. Ihre Nachbarin wird stolz erzählen, daß sie für das zweite Kind einen Kaiserschnitt plant, weil sie niemals wieder durch die Tortur gehen will, die sie bei der ersten natürlichen und normalen Geburt erlebte. Die Periduralanästhesie wird von einigen als entfremdend und entmündigend geschildert, wieder andere sprechen den technischen Fortschritt heilig, der sie zustande brachte.

Frauen, die eifrig Vorbereitungskurse aufsuchten, schildern, wie sie bei der Geburt auf einmalige und entsetzliche Weise ins Schleudern kommen, berichten von Todesangst, Ekel und vielen anderen in den Abgrund weisenden Gefühlen. Andere beschreiben einen höllischen Geburtsverlauf und fügen strahlend hinzu, daß sie es »jederzeit wieder« tun würden. Mein Anliegen ist es, anhand all dieser vielen Perspektiven vorzuführen, daß die Geburt nach wie vor unzähmbar bleibt. Trotz aller Humanisierungsmaßnahmen kann das Abgründige, das Geburt immer enthält, nicht ausgelöscht werden; und die Frage stellt sich, was dies heute für eine Frau bedeutet. Wie lassen sich diese ungezügelten Bruchstücke animalischen Geschehens mit der Idee des weiblichen Begehrens zum Ende des zwanzigsten Jahrhunderts in Einklang bringen? Was die Aufklärung an Wandel für unsere Kultur brachte, scheint für die Frau, die von einem Kind entbunden wird, nicht mehr zu gelten. Was macht die mündige Bürgerin nun mit der Unzähmbarkeit von Geburt? Wohin mit diesem Drama?

Das Thema Geburt ist bei uns immer schwer von Mutterschaft bzw. von Mutterliebe zu lösen. Auf meiner Suche nach Gesprächspartnerinnen über den Ablauf von Entbindungen stellte sich sehr häufig heraus, daß die Vorsicht und die Hemmung der Frauen, ihre Erinnerungen auszu-

16

drücken, damit zusammenhing, daß sie befürchteten, die Beschreibung von entsetzlichen Momenten bei der Geburt würde den Eindruck vermitteln, ihre Mutterliebe sei gestört. Die Angst, als schlechte Mutter zu erscheinen, begegnete mir häufig. Wenn ich dann aber versicherte, daß mein Interesse dem Verlauf der Geburt und ihren psychischen Begleiterscheinungen gelte, waren die jungen Mütter von einer erstaunlichen Offenheit. Dann wurden sie gnadenlos ehrlich. Im Gespräch stellte sich meistens heraus, daß das, was sie selbst für vergessen hielten, plötzlich sehr präsent war. Nach und nach wurde sichtbar, wie bereitwillig Frauen sind, über Geburt und die Wunden, die sie hinterläßt, zu sprechen. Und häufig stellte ich fest, daß jetzt, wo die Kinder der Frauen zwei oder drei Jahre alt waren, diese Wunden keineswegs verheilt waren. Denn die Sexualität wird nicht nur direkt nach der Geburt eines Kindes, sondern oft auch Jahre später noch als problematisch erlebt. Die ersten drei Jahre nach der Geburt des Kindes sind für ein Paar von zahlreichen Störfaktoren umlagert. Alles was sich intensiv um das Kind dreht, trägt Anteile, die für die Basis von heterosexuellen Beziehungen eher bedrohlich, wenn nicht gar zerstörerisch sind.

Wenn wir uns ernsthaft vornehmen, den Vorgang des Gebärens unter die Lupe zu nehmen, dann wird bald klar werden, warum die Geburt

gerade heute oft verklärt und mit einem Zucker-
guß versehen wird und worin die Ursachen für
diese kollektive Amnesie, das allgemeine Vergessen liegen.

DIE ABWEHR UND IHRE TRADITION

1. Geschichten, Mythen, Geflüster: das Unheimliche der Geburt

- etwas dürftig Kap.

Ob Eva aus Wissensdurst oder aus Verwegenheit in den Apfel biß und somit Adams aufrichtige Vorsätze verdarb, ist unklar. Daß aber damit über die Tortur von Geburt entschieden worden sei, bleibt unannehmbar. Im ältesten, meistgelesenen, erstgedruckten Buch unserer Zivilisation – geschichtlich sicher das einflußreichste, das selbst im heutigen Digitalzeitalter in fast jedem Hotelzimmer ausliegt – steht am Anfang der Geschichten dieser Fluch Gottes: »Und zum Weibe sprach er: Ich will dir viel Schmerzen schaffen, wenn du schwanger wirst; du sollst mit Schmerzen Kinder gebären; und dein Verlangen soll nach deinem Manne sein, und er soll dein Herr sein.«[1] Grausame Entscheidung, sadistischer Einfall, ungeheuerliche Strafe. Eine Auseinandersetzung mit Geburt kommt um den mysteriösen und erbarmungslosen Fluch über Eva nicht herum. Denn diese Geschichte, so sehr sie in unserer Realität auch Staub angesetzt haben mag, enthält eine

1 more
3, 16

Wahrheit: die Realität der kaum umgehbaren Schmerzen von Geburt.

Schuldig, die Menschheit aus dem Paradies vertrieben zu haben, wird die Frau mit den Schmerzen des Gebärens bestraft. Nicht nur die religiösen Schriften, auch Mediziner hielten diese Schmerzen lange für notwendig. Sie seien der Grundstein der Mutterliebe. Sankt Augustinus (354–430), »Doktor der Gnade« genannt, geht noch einen Schritt weiter und vermerkt, der Ort des Gebärens sei zwischen Urin und Exkrementen (»Inter urinas et faeces nascimur«). Er pocht auf diese Weise auf den schicksalhaft unreinen Charakter, den die Religion der Geburt zuschreibt. Der Zustand des Schwangerseins und das Gebären werden dort als Arbeit, als schwere Prüfung, als Buße für die Schuld am Sündenfall verstanden.

Die im Wochenbett sterbende Mutter, das totgeborene Kind sind allen Kulturen bekannt. In unzähligen Sagen und Geschichten wird der heikle Übergang von einem Menschen zu zwei Menschen mit der drohenden Präsenz des Todes illustriert. Im Akt des Zur-Welt-Bringens ringen Frau wie Kind mit dem Tod. Jede Geburt birgt Gefahr in sich. Und das Unheimliche, wovon die Frau bei der Geburt umgeben ist, findet in unzähligen Riten und Bräuchen seinen Ausdruck. Die Geburt bietet eine phantastische Projektionsfläche

22

für die Imagination, auf der die Menschen der Abwehr ihrer Ängste eine verräterische Bühne eingerichtet haben. Die menschliche Einbildungskraft scheut keine Sensationen: aus dem Jahr 1726 ist eine Geschichte überliefert, nach der Mary Tofts, die Frau eines Tuchhändlers aus Guilford in England, je nach Version von vier oder von siebzehn Kaninchen entbunden worden sein soll. Das Irritierende an diesem eher lustigen Einfall mag sein, daß der Chirurg John Howard Zeuge dieses tollen Ereignisses gewesen sein will. Die Nachricht schlug hohe Wellen, und auf Bedrängen der Königin Caroline ließ König Georg I. den Fall von einem seiner Chirurgen untersuchen. Zurück in London, publiziert der entsandte Chirurg Saint-André die Geschichte von diesem außergewöhnlichen Ereignis. Die Entbindungen von Kaninchen vermehren sich, Mary Tofts wird nach London gebracht und zwecks Untersuchungen eingesperrt. Um ihren Wahn auch vor medizinischen Kapazitäten aufrechterhalten zu können, bittet sie den Wächter verzweifelt, ihr ein Kaninchen zu besorgen. Dieser verrät sie. Aus der Traum. – Der Künstler William Hogarth (1697–1764) ließ sich von der kühnen Phantasie von Mary Tofts wiederum inspirieren. Neben den vielen irritierenden Einfällen war es immer auch die konkrete Lebensgefahr für Frauen, die das Geschehen begleitete. Schwangere

Frauen trafen Vorkehrungen für den Fall, daß sie die Entbindung nicht überleben sollten. 1622 verfaßte die vor der Entbindung stehende Elizabeth Jocelin »The Mother's Legacy«, ein kleines Buch, in dem sie genau festlegte, wie ihr Kind erzogen werden sollte, falls sie das Kindbett nicht überstehe. Neun Tage nach der Geburt ihrer Tochter starb sie, vermutlich am Kindbettfieber. Man schrieb, daß sie in ein Leichentuch gehüllt wurde, das sie selbst gekauft hatte.

Die Taufe vor der Geburt des Kindes, die 1733 an der Pariser Sorbonne von Ärzten diskutiert wurde, zeugt ebenfalls von der allgegenwärtigen Lebensgefahr bei Geburten. Da nur ein lebendiger Mensch getauft werden dürfte, überlegte man für den Fall, daß das Kind tot zur Welt komme, es bereits zuvor im Mutterleib zu taufen. Bei einer Lebendgeburt mußte das Ritual am nächsten Tag von einem Priester wiederholt werden. Aber sicher war sicher. Die Hebammen selbst sollten die »Taufe im Mutterleib« durchführen, indem sie per Kanüle die segnende Flüssigkeit bei der Frau einführten.

»Die Fähigkeit der Frau, schwanger zu werden und Leben hervorzubringen, ist der Kern der Ambivalenz, der an ihrem Körper festgeschrieben wird, ist Ursache von Bewunderung und Verehrung, wie auch von Neid und Furcht. Die Widersprüche gehen in unserer Kultur durch die

24

Schwangere hindurch: sie ist unrein und heilig, stark und verletzlich, notwendig und gefährlich, fruchtbar und krank, eine Frau und ›Mutter-Kind‹«, schreibt Irene Hardach-Pinke in einem Aufsatz zu »Schwangerschaft und Identität«[2]. In zahlreichen Kulturen sind Angehörige bemüht, das Haus der gebärenden Frau und das Neugeborene vor bösen Geistern zu schützen, da diese die Schwäche ihrer Erschöpfung ausnützen könnten. Schützende göttliche Gestalten werden herbeigerufen. Papyrusrollen aus Ägypten dokumentieren, daß während einer Geburt Beschwörungsformeln rezitiert wurden, um die lieblichen Berührungen und Umarmungen des Todesgeistes fernzuhalten. Bei den Azteken wurde die Frau, die im Wochenbett starb, wie ein tapferer gefallener Soldat geehrt. Die Tote wurde wie eine treue Kämpferin bestattet und erhielt im Himmel einen Platz im höchsten Rang, im Westen. Auch in Sparta wurden Frauen, die das Wochenbett nicht überlebt hatten, wie jene Männer bestattet, die unbeirrbar für ihr Land gekämpft hatten. In den Maghrebländern sagt ein Spruch, die Gebärende befinde sich mit einem Fuß im Leben und mit dem anderen im Jenseits. Dort wird ihr Schmerz mit dem einer Amputation verglichen. Der Islam sichert der sterbenden Gebärenden ebenfalls einen guten Platz im Paradies. In Persien spukt um die Gebärende auch ein mit einem Säbel bewaffneter Geist, und die Frauen um sie herum halten sie nach der Entbindung vom Schlaf ab, um jenem Geist keine Chance zu lassen. Auch im Frankreich des 18. Jahrhunderts wurde darauf geachtet, daß die Frau unmittelbar nach der Niederkunft nicht einschlief. Man befürchtete, ihr extrem geschwächter Zustand könnte sie in eine endgültige Ruhe versetzen. Die damaligen Ärzte hatten große Mühe, gegen dieses Vorurteil anzukommen.

In allen Kulturen herrscht die Tendenz, Schwangere zu schonen. Im Schwarzwald wurde Mundraub von Schwangeren nicht als Delikt angesehen. Der Talmud, im Bemühen, die Gelüste der Schwangeren nicht einzuschränken, erlaubt ihr sogar, Schinken zu essen. Der Koran gestattet der Schwangeren, während des Ramadans das Fasten zu unterlassen, falls dieses ihr schwerfällt, obgleich Gott für sie eine besondere Unterstützung vorsieht, um die Fastengebote einhalten zu können. Alle Religionen kennen Schutzheilige, die der Entbindenden beistehen. Die Römerinnen flehten zu Lucine – die zum Licht bringt. Die Griechinnen bestellten den Schutz der Göttin Ilithya: »Zarte Ilithya, die Du die mütterliche Brust den reifen Kindern zu Leben eröffnest, schütze unsere Mütter!«[3] Diana, der römischen Göttin der Jagd, wurde ebenfalls guter Einfluß auf Geburtsvorgänge nachgesagt, weil ihre Mut-

26

ter sie schmerzlos entbunden hätte, hieß es. Der Ruf zu ihr lautete bei Horaz: »Hüterin der Berge und der Wälder, mächtige Jungfrau. Du, die, drei Mal gerufen, die Frauen in Arbeit erhört und sie dem Tod entreißt.«[4] Wurde der Ruf der Entbindenden erhört und ihre Wünsche erfüllt, schenkte sie der Göttin Gebäck, Geld und ein junges Lamm.

Heute räumt das Arbeitsrecht der Schwangeren eigene Privilegien ein, wie Kündigungs- oder Mutterschaftsschutz. An der Supermarktkasse wird die Schwangere vorgelassen, in der Straßenbahn stehen die anderen auf, egal ob jung oder alt. Diese Schonung ist, neben allen moralisch und medizinisch ehrenwerten Gründen, auch Ausdruck einer allgemeinen Verunsicherung. Es gilt zugleich, das belegen die Riten fast aller Gesellschaften, etwas Bedrohliches und mit Sicherheit Unverständliches bannen zu wollen. Und auch wenn heute die Geburt von der Gesellschaft nicht mehr wie früher als ein Kampf zwischen Leben und Tod wahrgenommen wird, steht die generelle Rücksichtnahme gegenüber Schwangeren in der Tradition allgemeiner Verunsicherung.
Nicht selten hörte ich von Frauen, daß sie, seitdem sie selber wissen, was eine Geburt ist, am liebsten wegschauen, wenn ihnen eine Schwangere begegnet, weil sie deren Ahnungslosigkeit

nicht ertragen können. Als könne man nicht mit ansehen, wie heiter die Verfassung von jemandem ist, der gerade ins offene Messer läuft. Sicher wissen wir dabei auch um die Euphorie, um diesen unglaublich warmen Strom, der sowohl von der Vorstellung eines eigenen Kindes wie auch vom Kind ausgeht und glücklich und stark zugleich machen kann. Aber es gibt auch eine ungeheuerliche Dimension von Geburt, die eine Frau, die zum ersten Mal schwanger ist, nicht erfassen kann. Wurde es ihr nicht erzählt, oder hat sie nicht hinhören wollen? Nicht, daß sie nicht schon ausführliche Berichte von Geburten gehört hätte, nicht, daß sie nicht wüßte, daß es auch »hart« sein kann. Haben die Erzählerinnen nicht genügend insistiert, sind sie der Beschreibung des Schreckens, welcher der Geburt auch eigen ist, etwa ausgewichen? Ist also die allgemeine Erzählweise beschönigend oder nicht deutlich genug, oder ist die Aufmerksamkeit der jungen Frauen stur nur an »guten Nachrichten« interessiert? Diese Sturheit könnte man auf eine unbewußte Vorahnung zurückführen – eine Vorahnung, die etwas verleugnet. Denn die Erwartung der Geburt wurde dermaßen mit schön klingenden Zukunftsversprechungen gefärbt, daß die Vermutung, die Geburt könnte viel Ambivalentes mit sich bringen, kaum mehr aufkommt. Unsere Kultur hat hier regelrecht einen Keil vorgeschoben, der die unannehmbaren Anteile wegdrückt. Wenn wir in der Vergangenheit unserer und anderer Kulturen nach Hinweisen zum Umgang mit Geburt forschen, drängt sich allmählich eine Konstante auf: Wir rücken in die Nähe eines Unbehagens. Auf diesem Landstrich des dunklen Kontinents der weiblichen Sexualität ist es zappenduster!

Es geht hier keineswegs darum, eine ideologisch geschürte »Lüge« zu enttarnen. Es geht darum zu beschreiben, wie die schwierige oder bedrohliche Seite von Schwangerschaft und Geburt von der Gemeinschaft abgefangen und eingebettet wird, zu sehen, wie der Dialog zwischen der Gebärenden und ihrem sozialen Umfeld in eine Ecke gerät, wo geflüstert und beschwichtigt wird. Eine Frau, die entbindet, entdeckt oder findet bei der Geburt auch die Möglichkeit, in Abgründe zu blicken – wenn sie will bzw. wenn sie kann. Die weibliche Psyche gerät an dieser Stelle in ein Minengelände. Im Geburtsgeschehen verdichtet sich die gesamte bisherige Biographie. Und in dieser Verdichtung wird nichts ausgelassen. Es wird nichts aussortiert. Die Geburt ist die Stunde der Wahrheit. Dort wird die Luft dünn. Nicht zufällig ebnet die Schwangerschaft im Vorfeld die Wege zur Selbstbesinnung. In der Schwangerschaft bietet sich noch einmal die Chance, die Hausaufgaben zu machen, im Blick auf die eigene Biographie aufzuräumen. Die verriegelten Kammern der eigenen Geschichte schreien danach, geöffnet zu werden. Bisher unausgesprochene, nie ausformulierte Ereignisse suchen nach einem Sinn, nicht begangene Wege von Trauer werden sichtbar. Im Geburtsgeschehen wird die Frau von den vielen Frauen, die sie einmal war, heimgesucht: Diejenige, die sich mit der Mutter identifizierte, diejenige, die ihrem eigenen Vater einst ein Kind schenken wollte, die Jugendliche, die von der Macht des Sexuellen überrascht wurde, diejenige, die sich schmerzhaft von allen getrennt sehen wollte, diejenige, die zielstrebig verführt hat, sie alle sind gekommen. Die Stabilität, die erforderlich wäre, um eine Entbindung unversehrt zu überstehen, gibt es nicht. Und der Rückgriff auf Hormone, um diese Erschütterungen zu erklären, ist wirklich lächerlich, ein billiges Ablenkungsmanöver, das zu nichts führt. Denn mit der physischen Qual der Geburt geht eine metaphysische Bedrohung einher, deren Spuren langsamer heilen als Dammschnitt oder Dammriß und die in der Erinnerung – soweit sie zugelassen wird – den eigentlichen Schmerz ausmacht. Wie übersetzt sich dieser Schmerz später?

Zweifelsohne kann eine Frau vorher nicht wissen, welchen Einfluß diese extreme Erfahrung später auf ihr Gefühlsleben haben wird. Zumal der Alltag als Mutter mit einem Säugling unmittelbar nach der Geburt anstrengend und vorprogrammiert ist, und soviel Entzücken Frauen dann auch erleben, so erschreckend banal verlaufen ihre Tage. Auch wenn die Verdrängungsmechanismen bei den schmerzgeladenen Erfahrungen von Geburt bekanntlich auf Hochtouren laufen – das, was aus der Geburt eine extreme Erfahrung macht, prägt sich bei der Frau ein, auch wenn es sie bekanntlich nicht unbedingt weiser macht. Wie also wirkt sich diese Erfahrung auf ihren Körper, auf ihre Psyche, ihre Sexualität aus?

2. Philosophie und Gebärfähigkeit

Wenn wir betrachten, was Frauen in der Schwangerschaft und beim Gebären durchleben, ist um so verwunderlicher, daß in unserer Kultur Metaphysik eine männliche Bastion geblieben ist, von der die Weiblichkeit als »ewig affektiertes Huhn« stets ausgeschlossen blieb. Denn die Erfahrung von Schwangerschaft und Geburt eröffnet einen Königsweg zu einer »insgeheimen Metaphysik, die«, wie Volkmar Sigusch über das Begehren schreibt, »dem Absoluten zubestimmt ist, jene subjektive Unmittelbarkeit, die uns daran erinnert, daß kein Leben ist und keine Lust, ohne daß ein ihnen Transzendentes versprochen würde«[5]. Der Kinderwunsch klagt exakt jenes Versprechen ein. Und dieses wird im Schwangersein faßbar, tastbar, es materialisiert sich auf buchstäblich organische Weise. Die Wahrnehmung der verschiedenen Dimensionen von Existenz während der Schwangerschaft ist schwindelerregend. Schwindelerregend, weil der Körper sich nach dem

Lustakt autonom der Entwicklung des Kindes annimmt. Spätestens da wird die Existenz aus ihrer Nische gelockt. Falls der eigene Lebensentwurf bis dahin noch nicht perspektivisch gedacht wurde, geschieht es jetzt. Er wird eine Geschichte. Es entsteht die stille Annahme, das Kind verlängere das eigene Leben. Der schöpferische Vorgang schafft eine neue Qualität der Verhältnisse, in denen eine Frau lebt. Häufig wird die Geschichte der eigenen Familie zum ersten Mal bewußt und wichtig. Utopien kommen auf, mischen sich mit allgemeinen Ansprüchen. Name und Ansehen erhalten neue Bedeutungen. Die zukünftige moralische Verantwortung für das Leben des Kindes nimmt die Unbeschwertheit und schürt das Pflichtbewußtsein. Und die Mündung dieser Geschichte im Gebärakt, in dem der Frau zeitweilig ihre Individualität abgesprochen wird, ist so erschütternd und rätselhaft, daß kurios erscheint, daß die Philosophie sich bisher nicht herausgefordert sah, die Dimensionen von Zeit, Endlichkeit der Existenz, die Bedeutung von Fortpflanzung, von eigener Identität und ihrer idealen Weiterführung zu durchdenken. Sokrates (dessen Mutter Hebamme war) zitiert im »Gastmahl« eine Frau, Diotime, die ausgehend von der Fortpflanzung die Essenz von Schöpfung, Wissen und Unsterblichkeit reflektiert. Philosophinnen wie Simone de Beauvoir oder Elisabeth Badinter, die die Möglichkeit des Gebärens beleuchtet haben, taten es, um zu demonstrieren und zu belegen, daß der sogenannte Mutterinstinkt eine Sozialgeschichte hat und keine angeborene Eigenschaft der Frau darstellt. Der dezidiert feministische Anspruch, den Simone de Beauvoir erhob, führte damals dazu, daß man ihr vorwarf, ihr Ansatz sei mehr militant als wissenschaftlich. Erst dreißig Jahre später, als der Begriff »Instinkt« endlich unisono wirklich schlechte Presse hat, wird Elisabeth Badinters »Geschichte der Mutterliebe« ernstgenommen. Wenn seither auch der Begriff des Instinkts entschieden verworfen wird, erscheinen uns doch die mütterlichen Gesten, so ambivalent sie bekanntlich auch immer sein mögen, als so stark und fast so allgemein, daß die Frau immer wieder wie eine sprungbereite Löwin erscheint. Und wie Elisabeth Badinter dazu vermerkt – unsere Begriffe können wir liquidieren, nicht aber unsere Illusionen[6]. Weil die Dimension des Instinktes als erniedrigend und gefährlich erschien, wurde sie durch Liebe ersetzt. In unserem Denken jedoch verstehen wir diese Liebe als eine Notwendigkeit, und noch immer schockiert uns bei aller Liberalität die Mutter, die ihr Kind nicht liebt. Wir sind eher bereit, alles andere zu verstehen und zu rechtfertigen, als daß wir diese Tatsache in ihrer Brutalität annehmen könnten, erinnert treffend Badinter. Insbesondere Männer tun sich schwer, weil sie sich insgeheim dagegen sträuben, an der absoluten Liebe der eigenen Mutter zu zweifeln. Die Mutterliebe ist ein menschliches Gefühl, und wie jedes andere auch ist es unsicher, fragil, unvollständig. Und sehr wahrscheinlich ist es nicht allzu tief im Wesen der Weiblichkeit verankert.

Die Gebärfähigkeit wurde zu lange zu den niederen Erscheinungen gerechnet, und die Vorstellung, die Möglichkeit und die Erfahrung des Gebärens hätte philosophische Werke von Frauen hervorbringen können, die Grundsätzliches über den Menschen erfragen, stellt sich leider als hochmütige Vision heraus. Betrachten wir heute die Studien über bewußte und unbewußte Phantasien von schwangeren Frauen, ist in erster Linie ihre Regressionsneigung frappierend. Protokolle dieser Phantasien[7] zeichnen auf, wie stark eigene Erinnerungen die geträumten Bilder und Szenarien überschwemmen. Alte Schlachten mit der eigenen Mutter werden neu entfacht, Geschwisterrivalitäten werden aktualisiert, ödipale Abrechnungen stehen wieder an. Kurzum, schlafende Hunde werden geweckt, und die erinnern sich, schon mal Blut geleckt zu haben. Da bleibt wenig Spielraum für eine Metaphysik der Möglichkeit von Gebärfähigkeit und der mit ihr verbundenen Philosophie weiblicher Identität.

Psychoanalytiker berichten, daß Frauen, die eine Analyse begonnen haben, bevor sie schwanger wurden, in der Schwangerschaft erstaunliche Produktivität aufweisen – sie preschen voran. Frauen hingegen, die erst nach Beginn der Schwangerschaft mit der Analyse begonnen haben, kommen über das Erzählen von Anekdoten kaum hinaus. Und die Blockaden, die sie aufweisen, haben ihre Ursache in der Schwangerschaft. Das Kind scheint den Zugang zum Unbewußten regelrecht zu versperren. Wenn aber das Kind einmal da ist, beginnen diese Frauen erst richtig ihre Arbeit. Als würde die selbstschützende Haltung, die Schwangere annehmen, auch ihre Sprache beeinträchtigen. Ist das Kind dann geboren, läßt das Unbewußte wieder zu, daß die Schleusen geöffnet werden.

Die Veränderung, in der sich die Frau befindet, wenn sie schwanger ist und entbindet, ist sehr vielschichtig, und offenbar werden nur die ganz elementaren Anforderungen des Schutzes und der Sicherheit zugelassen, die die Frau dem Kind gibt und der Gemeinschaft als beruhigendes Bild schenkt. Wahrscheinlich sind jener Schutz und jene Sicherheit die einzigen Aspekte, die im kollektiven Unbewußten sowohl von Frauen als auch von Männern geduldet wurden und werden. Die vielen anderen Facetten der schwangeren

Frau rühren an bedrohliche Elemente, und unsere Gesellschaft hat es sehr geschickt über Jahrhunderte hinweg verstanden, diese Anteile klein zu halten. Neben dem Madonnen-Kult, dem der beschützenden Mütterlichkeit, kennen wir kaum eine andere Tradition, wie etwa das Motiv der despotischen oder mörderischen Frau. Ein Beispiel hierfür ist die indische Göttin Kali Durga, welche, die Brüste prall voll Milch, Blut aus einem menschlichen Schädel trinkt. Die ihr Kind tötende Mutter existierte vor allem als soziale Randfigur, ins soziale Abseits der ledigen Mutter abgedrängt. Es war die äußere Not, nicht ihr eigenes aggressives Potential, das die Mutter zur Mörderin ihres Kindes machte. Im Märchen der Gebrüder Grimm wird aus der Mutter, die ihre Kinder im Wald aussetzt, die Stiefmutter – der beunruhigende Gehalt des mündlich Überlieferten wird ins sozial akzeptable Biedermeierliche übersetzt. Das Verdrängen und Kleinhalten solcher aggressiven Elemente des Mutterseins bestätigt nur, daß es sie gibt. Entschlossen hat die Frauenbewegung seit den sechziger Jahren das Terrain der Frauenrechte und der Frauenkultur gelichtet. Das Thema der Generativität steckt aber noch in den Kinderschuhen. Denn auch wenn in den letzten dreißig Jahren die verschiedensten Entwürfe gezeichnet und erprobt wurden, sind wir heute wieder bei der kleinlichen häuslichen Kultur der stillenden Mutter angelangt – eine allzu anheimelnde Illustration des Selbstbildes der friedfertigen Frau. Sich von diesem Wunschdenken zu lösen, scheint die Voraussetzung dafür zu sein, um das Gewaltpotential erkennen zu können, das jede Geburt in sich trägt, und das jene Ambivalenz mit verursacht, die Frauen im Laufe von Schwangerschaft, Geburt und Muttersein empfinden.

3. Die Entstehung des Kinderwunsches und das Verhältnis zur Geburt – Utopie und Ahnungslosigkeit

Mit welchem Selbstbild der Frau und mit welcher Art von Begehren hängt der Kinderwunsch zusammen? Wo steht eine Frau mit sich selbst, wenn der Wunsch nach einem Kind in ihr aufkommt? So leise er sich auch im Bewußtsein Gehör verschaffen mag, der Wunsch nach einem Kind ist im besten Fall mit dem Verspüren von Lebensfreude verbunden. Zumindest geht von diesem Wunsch etwas Bejahendes aus, das das Begehren tangiert. Die Psychoanalytiker wispern uns zu, es handele sich um die Anhäufung unbewußter Kompromisse, die aus dem Nebel der Verdrängungen erster inzestuöser und mörderischer Vorstellungen wieder auftauchen. Der Durchgangsort eines hartnäckigen Begehrens. Sicher ist: Die flüchtige Lust auf Verschmelzung hinterläßt in ihrer Selbstauflösung einen Rest, der einen beharrlichen Anspruch erhebt. Ein Bedürfnis, sich in der Existenz breitzumachen – bisweilen sogar unverschämt breit. In den neun Monaten der Schwangerschaft vollziehen sich massive psychische Wandlungen in der Beziehung zum Kind. Zu Beginn ist »Kind« noch ein Wort, das im eigenen Mund so abstrakt wie das Wort »Zukunft« klingt. Diese Zeit, in der das Kind langsam Gestalt annimmt, birgt in sich sowohl stärkende als auch verunsichernde Komponenten. Die verunsichernden werden von einer Fülle von Maßnahmen, Sitten, Selbstverständlichkeiten in Schach gehalten. Alle stehen sie stramm: der Arzt, die Krankenkasse, »Pro Familia«, die Geburtsvorbereiterin, die Verwandten, die Freunde. Alle strahlen einen an, so sehr, daß man geblendet ist, und im Chor singen sie: »Alles wird gut.« Da hätte man schon stutzig werden können. Das hätte als klare Warnung schon erkannt werden können. Aber so viel Rücksicht, Aufmerksamkeit, Mitgefühl und Beistand betören zunächst eher, als daß sie irritieren – und die Zuwendung ist wohltuend. So versteht man auch die behäbige Selbstverständlichkeit der nicht berufstätigen Frauen, die ihre Existenz auf das Muttersein ausgerichtet haben und die alle angebotenen Aufmerksamkeiten in Anspruch nehmen. Die Mutter wird hochgehalten. Mutterschaft ist unantastbar, ein absoluter Wert. Die Aufmerksamkeit, die der Mutter zukommt, ist im Register allgemeiner Korrektheit gespeichert.

Dabei trägt die Schwangerschaft, das Wachsen

in die Welt, auf dreiste Weise die Nähe zum anderen, zum Mann, zur Schau. Und der Entengang vieler Schwangeren pocht auf Aufmerksamkeit. Dennoch ebnet der weibliche Narzißmus, der im Gebären-Können eine großzügige Spielwiese findet, zugleich das Terrain für eine grundlegende Liebe zum Kind.

Aber auch viel weniger heitere Einsichten können den Kinderwunsch hervorrufen und festigen. Das Verspüren der eisigen Kälte in der eigenen unsicheren Existenz kann dem Kinderwunsch eine Zielstrebigkeit verleihen, die keine Ruhe findet. Die Vorstellung, das Sein hänge an einem seidenen Faden, drängt sich auf, und daraus entsteht, beinahe wie ein logischer Ausweg, um dieser unerträglichen Erkenntnis zu entkommen, die Vorstellung, ein Kind würde sicherlich der Existenz mehr Bodenhaftung verleihen. Der Kinderwunsch, der für viele Frauen mit Vorstellungen von Sicherheit und Kontinuität einhergeht, kann ursprünglich, mehr oder weniger bewußt, in solchen Verunsicherungen und Existenzängsten seine Quelle finden.

Die meist diffuse Vorstellung von Schwangerschaft setzt dennoch relativ klare Grenzen der eigenen Identität voraus, oder immerhin eine seelische Stabilität, die das zeitweilige »Verschwimmen« der eigenen Konturen aushält. Die

Bereitschaft, sich ein Stück auffressen oder okku-pieren zu lassen, ohne das Kind im Bauch als Störenfried zu begreifen, setzt ein tastendes Su-chen nach den eigenen Grenzen frei. Es ist eine Energie nötig, die den Weg freigeben soll, um ein kompliziertes Abenteuer bis zur endlichen Ab-spaltung des Kindes meistern zu können.

Die weibliche Sexualität tritt mit der Realisierung des Kinderwunsches eine Zeit der Verwandlung an, die als ebenso umwälzend für die Identität angesehen werden kann wie die Adoleszenz. Wenn Frauen, die sich ein Kind wünschen oder bereits erwarten, eine Psychoanalyse beginnen, ist sehr häufig ihr erster Wunsch, auf keinen Fall ihre Geschichte und ihr Gepäck auf das Kind zu übertragen. Sie befürchten »alles« zu wieder-holen, wenn sie nicht ernsthaft an sich arbeiten. Sie kündigen an, einen teuflischen Regelkreis un-terbrechen zu wollen, der schon Generationen am Werk ist. Diese Vorgeschichte bildet für das Kind, schon während der Schwangerschaft der Frau, ein vorläufiges Fundament. Jedem Kind geht ein »Sprachbad«[8] voraus. Das heißt, es kommt in einem Kontext an, in dem seine Existenz schon durch Geschichten ihren Abdruck erhält. Die ersten drei Monate stehen unter dem Zeichen der Feststellung und der Bekanntgebung der Schwangerschaft. Sie sind bekanntlich begleitet von Übelkeit, Müdigkeit und dem Anschwellen der Brüste. Hier nimmt die Gemeinschaft die Nachricht zur Kenntnis, aber sie wird noch nicht »verbucht«. Richtig anerkannt wird die Schwangerschaft erst, wenn der Bauch sichtbar ist. Der Bauch dokumentiert die Entwicklung des Kindes. Die Mitte der Schwangerschaft, in der Übelkeit und Müdigkeit verschwinden, ist in der Erinnerung vieler Frauen die schönste Zeit. Es scheint, als würden sie diese Zeit idealisieren, denn in der Tat sind sie meist von physischen Symptomen befreit. Dafür aber gerät schon bald die Unterwelt ihrer Psyche in Bewegung: Nun werden sie von Unsicherheiten und Ängsten traktiert. Schreckliche Visionen können auftauchen. Irrationale psychische Gebilde werden respektvoll eins zu eins behandelt. Affen werden nicht angeschaut aus Angst, ein behindertes Kind zu gebären, und vor Feuer läuft man weg, weil das Kind sonst rote Flecken im Gesicht kriegt.

Wenn wir die Motive betrachten, weshalb Frauen sich ein Kind wünschen, können wir feststellen, daß sie sich offenbar so tiefgehende Veränderungen durch ein Kind versprechen, daß das Unbekannte, die Überraschung, das Staunen oder gar der Schrecken, den ein Geburtserlebnis bewirken kann, darin nur wenig Platz findet. Aus einer Untersuchung aus dem Jahr 1980[9] lassen sich folgende Gründe für den Wunsch nach einem Kind auflisten:

Frauen wünschen sich Kinder, um Freude zu erleben, um eine Familie zu gründen, um ihre Kinderliebe zu beweisen, um für ein Kind sorgen zu können, um dem Leben einen Sinn zu geben, um ein Kind zu erziehen und anzuleiten.

Sie möchten die Neugier nach neuen Erfahrungsbereichen durch das Erlebnis »Kind« befriedigen, eine Rechtfertigung finden, um ihren unbefriedigenden Beruf aufgeben zu können, für jemanden wichtig sein im Leben, sich nützlich machen können, sich durch ein Kind als Frau bestätigt fühlen, den Beweis der Normalität erbringen, mit dem Kind einen Teil des Mannes besitzen, durch ein Kind neue Werte gegen den eigenen und gesellschaftlichen Egoismus setzen lernen, sich ihre frühere Erfahrungswelt zurückerobern, mit Hilfe des Kindes Dinge neu entdecken, die bei den Erwachsenen in der Regel schon längst verschüttet sind, die Beziehungen zu den eigenen Eltern verbessern, ihnen beweisen, daß sie selbst etwas wert sind, daß sie nun auch erwachsen sind. Außerdem wollen sie durch die Kinder jung bleiben, die Schwangerschaft erleben, die Veränderung des eigenen Körpers spüren und das Gefühl kennenlernen, ein fremdes Wesen im eigenen Körper wachsen zu lassen, die Partnerschaft durch ein Kind stabilisieren, in ihren Kindern weiterleben, im Alter nicht allein bleiben.

Diese Wunschliste ist in vielerlei Hinsicht sehr interessant. Aber hauptsächlich wird deutlich, wie sehr der Kinderwunsch mit grundlegenden Erwartungen an das Leben verbunden ist, die, wie die Autorin der Studie ebenfalls vermerkt, in überfrachtender Weise auf das Kind übertragen werden. Aus den vielen Interviews, die ich führte, konnte ich rekonstruieren, daß nach der Geburt, die für die mündige Bürgerin in gewisser Weise eine in den Abgrund reißende Überraschung darstellt, schleunigst wieder Anschluß an die Realität gesucht wird, um jetzt all jene Wünsche Wirklichkeit werden zu lassen. Aber es ist, als sei der Film gerissen. Allzuoft kehrt eine Einsamkeit ein, die hier wohl am wenigsten vermutet wurde. Das Muttersein kann so, wie es erträumt wurde, kaum realisiert werden. Wir wickeln das Kind die ersten Male, als würden wir eine eigene Wunde verarzten. Überhaupt ist die Beziehung zum Säugling anfangs wie zu einem Satelliten-Körperteil. Und zur eigenen Hand verspürt man wohl kaum ausgeprägte Muttergefühle – oder anders gesagt, es ist nicht Nähe, die gesucht werden muß, es ist eine vorher nicht gekannte Distanzlosigkeit, die manche irritiert und wieder andere verzaubern vermag. Das Kind hat was von Eigentum im buchstäblichen Sinn des Wortes. Gerade noch einverleibt, ist es uns noch eigen – es war eben noch in unserem Innern, zwischen Lunge, Herz, Magen und Darm gequetscht. Und nach der Geburt wird die hilflose Menschminiatur augenblicklich in die vertrauten Gefilde der Mütterlichkeit geschoben. Das obligate Mutterglück ist vorerst die einzige Rettungsmaßnahme aus dem animalischen Abenteuer der Geburt.

4. Geburt:
die Erniedrigung des Individuums

Norbert Elias hat in seiner Rekonstruktion der Geschichte der »Dämpfung der Triebe« gezeigt, welchen Zügelungen der menschliche Körper seit Beginn des bürgerlichen Zeitalters unterworfen wurde.

Zuvor wurde der Leib nicht nur als offen verstanden, er war offen. Aus seinen Öffnungen wurden Töne, Luft, Flüssigkeit nicht nur zugelassen, sondern erwartet. Schreie, Stöhnen, Schluckauf, Rülpsen, Blähungen, Kot, Urin, Blut sollten und konnten sich ungeniert aus dem Körper befreien. »Der neue Philanthrop sieht eine ganz andere Wirklichkeit: einen Körper, der erhalten werden soll, verbessert werden muß, sich nicht verlieren und verströmen darf: eine ökonomische Einheit.«[10] Aus dem offenen Leib wurde ein geschlossener Körper. Seine Öffnungen wurden verdeckt. Zum Ende des 20. Jahrhunderts ist jedes Tun und Geschehen an und um Körperöffnungen streng in den Bereich des Intimen verwiesen. Jede unkontrollierte Regung appelliert an Scham oder an Krankheit. Angefangen bei der Aufnahme von Nahrung, haben alle Entgrenzungen, das Schreien und das Weinen, das Urinieren und das Bluten, das Eitern und das Erbrechen, das Zucken und das Ejakulieren, im Prozeß ihrer Zügelung neue Riten, Sitten, Vorlieben und Grenzen gefunden. Aber in der Unberechenbarkeit des Gebäraktes haftet noch etwas Animalisches an uns. Seit Beginn der Aufklärung, die mit der Erkenntnis vom Menschen als Individuum zahlreiche Forderungen auf den Plan stellt, strebt der Mensch im Willen zur Beherrschung der Natur und zur Vertreibung des Aberglaubens grundsätzlich danach, sich der Furcht zu entledigen. Die Befreiung von der Furcht, die den Menschen bis dahin traktierte und in Schach hielt, ist die Bedingung für den Weg aus der Entmündigung. Furcht macht hilflos. Und Furchtlosigkeit verspricht Sicherheit. Die Forderung der Furchtlosigkeit begründet die Genese des bürgerlichen Subjekts. »Sapere aude.« Habe Mut, entledige dich der Phantome! Der ungebändigten inneren Natur wird die Vernunft vorgesetzt, die ihrer herrschenden Willkür endlich ein Ende setzt. Individuelle Leistung, Bildung, Tugend, Humanität begründen von nun an die radikale Rationalisierung des Weltbildes und des Selbstbildes. Und die Vernunft, die jedes Individuum von nun an vor Geistern und Willkür schützen wird, ist der Garant dieser Sicherheit. Das Prinzip der Vernunft eines jeden einzelnen gewährt allgemeine Sicherheit, auch den Schutz der körperlichen Integrität. Die Aufklärung machte daraus einen Anspruch, der heute zu den Grundrechten gehört. Es ist dieses Postulat der Sicherheit, die Garantie auf die physische Unversehrtheit, die für die Frau unter der Geburt ins Schwanken gerät. Diese Grundlage wird ihr dort entzogen – und deshalb ist Geburt auch tragisch. Geburt ist eine Naturkatastrophe. Die allgemeingültigen Auffangnetze lösen sich in Luft auf. Und die Glücksverheißungen, die in unserem Breitengrad systematisch die Frau betören, erweisen sich als einfältig, zynisch und lächerlich zugleich.

Am Ende des 20. Jahrhunderts stellt das Gebären – wie sonst nur noch der Tod – die letzte schier unzügelbare Instanz des Menschlichen dar. Es scheint, als wolle das Mittelalter den weiblichen Körper in diesem Ritual um keinen Preis loslassen. Die Anstrengungen, das Geschehen um die Geburt zu rationalisieren und zu humanisieren, ändern nichts daran, daß die sogenannte »spontane«, »authentische« oder »normale« Entbindung, ohne Kaiserschnitt oder Periduralanästhesie, so barbarisch wie kein anderer geläufiger Vorgang in unserem Zeitalter bleibt.

Der Frau wird hier ihre Grundlage als bürgerlichem Individuum entzogen.

Der trotz aller Atemtechniken und autosuggestiven Tricks überwältigende Schmerz bedroht das Sein. Die Vernunft, die zwischen Wehenschreiber und nächster Wehe einen Sinn sucht, läuft Amok. Der Teufel ist zurück.

5. Die Falle: Der feministische Rückgriff auf die wahre weibliche Natur

Das Unbehagen, das aus der Kluft zwischen weiblichem Körper und bürgerlicher Identität entsteht, verleitet Frauen allzu häufig, nach einem »ursprünglichen Authentischen« zu suchen. Bemüht wird eine Kultur, in der Frauen vermeintlich frei von männlichem Blick, Zugriff und Kontrolle sind. Wie schon Irene Hardach-Pinke ausspricht: »Dieser ›authentische‹ Körper ist Fiktion.«[11] Der meist männliche Blick aus dem weißen Arztkittel, der männliche Zugriff und die überwiegend männliche ärztliche Kontrolle, die legitimerweise in die Kritik geraten sind, sind dennoch ein lächerliches Nichts im Vergleich zu dem, was mit Frauen unter der Geburt passiert. Es ist, als würde ein Gast der untergehenden »Titanic« sich an Deck beschweren, daß sein Glas umgeschüttet wurde.

Ärzte bzw. Gynäkologen in ihre Schranken zu verweisen, ist ein mehr als verständlicher und begründeter Schritt. Wie sonst sollen sich Frauen gegenüber der aus Überlegenheitsdünkel und Frauenfeindlichkeit gespeisten Entmündigung behaupten? Diese Kritik ist nicht ohne Wirkung geblieben. Der Einfluß der Frauenbewegung hat zu vielen Verbesserungen in der Geburtsmedizin und im Alltag von Kliniken geführt, und die Schwangeren haben sich längst von ihrer passiven Rolle befreit. Informationsabende in Frauengesundheitszentren, Geburtshäusern und ähnlichen Einrichtungen geben Einblick in verschiedenste Praktiken des Entbindens. Dort werden Alternativen erläutert. Dort informieren Frauen über alles, was gefordert oder abgelehnt werden kann, und über alle Details des Ablaufs: Schmerzmittel, Gebärposition, Homöopathie, die Funktion von geburtsbegleitenden Geräten und ihre mehr oder weniger gerechtfertigte Notwendigkeit, Dammschnitt/Dammriß-Kontroverse, Rasur oder keine Rasur, Akupunktur, Wehentropf, Herztöne, Zange, Glocke, Kindertropfen gegen Blindheit, Kinderimpfung unmittelbar nach der Geburt – die Liste hat kein Ende. Das Ziel dieser kundigen Wissensvermittlung ist es, Frauen so zu informieren, daß sie selbstbestimmt handeln können. Bei Klinikentbindungen sollen sie nicht hinterfragte Praktiken ablehnen und unübliche fordern können. Dahinter zeichnet sich das Bild eines medizinischen Apparats ab, der in der Hand von Ärzten, das heißt vorwie-

gend Männern ist, die Geburtsvorgänge über-
wachen und kontrollieren, weshalb es für Frauen
gilt, sich der Überheblichkeit, Arroganz und
Bequemlichkeit ihrer Methoden und Verfahren
zu widersetzen. Der Druck, den die Frauen durch
ihr neues Selbstbewußtsein in medizinischen
Einrichtungen ausüben, hat eine Bewegung in
den Alltag von Kliniken gebracht, die, wenn auch
zäh, zweifellos zu einer Humanisierung der Bedingungen von Geburt geführt hat und weiterhin
führt. Geburtshäuser werden eröffnet, die von
Hebammen geleitet werden. Das Gebären soll
wieder zur ausschließlichen Frauenangelegenheit werden. Geburt soll »individuell« erlebt werden. Ohne Fremde, ohne Manipulation, nach
»eigenen Gesetzen«, »eigenem Tempo« soll Geburt wieder selber gestaltet werden.

Dagegen wäre nichts einzuwenden, wenn nicht
zugleich die Medizin als Wissens-, Forschungs-
und Fortschrittsquelle an den Rand gedrängt würde. Auf den Machtanspruch der Mediziner Druck
ausüben zu wollen, erscheint mehr als legitim,
aber sich ihrer Hilfe, ihrer Kompetenz und ihrer
Kooperation entledigen zu wollen, heißt das Kind
mit dem Bade ausschütten! Die Medizin wird hier,
um den vermeintlichen Rückgewinn weiblicher
Identität zu ermöglichen, mächtiger gemacht, als
sie ist. Ärzte zittern vor den Juristen und Journali-
sten, die wir ihnen vorbeischicken können. Der

weiße Kittel hat schon längst an Autorität verloren. Paßt uns die Nase eines Mediziners nicht, schlagen wir im Branchenbuch nach, um einen anderen zu finden. Die Entbindungsklinik wird wie ein Kurhotel ausgesucht. Dies wird hervorragend in einer Studie von 1996 dokumentiert, die das Image der stationären Geburtshilfe in der BRD untersucht: Die ideale, zukunftssichere Geburtsklinik.[12] Hier wird die Geburtsklinik zum Trendsetter im Krankenhausmarketing und Management. »Servicestrategien« werden ausgearbeitet, um im Verdrängungswettbewerb zu bestehen, heißt es. »Rooming in«, stillfreundliche Mahlzeiten, Autogrammkarten vom Entbindungsteam, späteres Wecken, Telefon am Bett sollen die Attraktivität der Geburtsstätte meßbar machen. Im Vorwort erfährt man: »Schließlich sind die menschlichen Qualitäten und die emotionale Wärme für Mütter und Neugeborene beim freudigen Familienereignis einer Geburt sehr hoch in der Gunst. Künftig übernehmen alle Klinikmitarbeiter/innen im Kontakt mit Wöchnerinnen eine höhere Mitverantwortung für die Sicherung ihres Arbeitsplatzes als bisher.« Weiterhin heißt es dort: »Eine Schlüssel-Investition für die Zukunft von Geburtskliniken ist offensichtlich der gastfreundliche und reputable Ausbau von Bistros, Cafés oder Gäste-Lounges im Haus.«[13] Der medizinische Apparat erscheint als Dienstleistungsunternehmen. Diese Studie, die die Belange einer Geburtsklinik unter Marktkriterien betrachtet, fügt der Ausblendung des realen Geburtsvorgangs noch eine Prise Sarkasmus hinzu. Wer dies als Beweis für den seelenlosen medizinischen Apparat nimmt, ist auch keinen Schritt weiter. Im Gegenteil. Die Polarisierung »Arzt, Technik, Kontrolle« versus »Frau, Natur, ursprüngliche Geburt«, wie wir sie längst nicht mehr nur in frauenbewegten Kreisen beobachten können, ist weniger harmlos, als sie erscheint. Sie führt nicht nur dazu, daß Frauen aus (teilweise berechtigter) Kritik am medizinischen Apparat an den technischen Fortschritten vorbei Geburt und Körper wieder in eigene Regie nehmen, sondern sie lenkt zugleich von einer schmerzhaften Konfrontation mit der dunklen Seite des Gebärens ab. Die Historikerin Barbara Duden, die in »Geschichten unter der Haut« aus Protokollen eines Eisenacher Arztes aus dem Jahre 1730 die spannende Rekonstruktion einer Erforschung des Verhältnisses von Körper und Weiblichkeit unternimmt, unterliegt 1991 in ihrem Essay »Der Frauenleib als öffentlicher Ort«[14] ebenfalls diesem fatalen Trugschluß. Barbara Duden kritisiert den Zugriff der Medizin auf den weiblichen Körper, wie er durch die Visualisierung des Fötus mit Ultraschallbildern möglich wurde. Die Sichtbarmachung des Fötus habe, schreibt sie, das Ertasten und Verspüren der Regungen des Kindes im Bauch verdrängt. Somit sei ein wichtiger, rein weiblicher Erfahrungsraum entsinnlicht und die Urteilsfähigkeit der Frau über die Lebendigkeit des Kindes entwertet worden. Hier wird auf ein verklärtes, vermeintlich authentisches »Früher« zurückgegriffen. Dabei sagen uns Riten, Sitten und Überlieferungen sehr deutlich, daß Schwangere immer auch infantilisiert wurden. Ein Stück Narrenfreiheit hat die Schwangere immer gehabt. Dieser Sonderstatus, der in allen Kulturen seine Variante findet, brachte ihr immer auch ein Stück Entmündigung. Barbara Duden schreibt der Vergangenheit das Eigentliche und Wirkliche zu. Der gegenwärtigen Medizin unterstellt sie Manipulation des ungeborenen Lebens, Entfremdung der sinnlichen Fähigkeiten und Entmündigung der Mutter. Doch auch das Ultraschallbild ist eine Wirklichkeit, selbst wenn es nicht an Bäumen wächst. Und die Regungen des Kindes werden, durch den technologischen Fortschritt der Medizin sichtbar gemacht, von den Frauen nicht minder intensiv erlebt. Weshalb sollten die Möglichkeiten, die das Abhorchen der Herzfrequenz des Fötus, die Ultraschallbilder an Vorsorge bieten, die sinnlichen Erfahrungen der Frau schmälern? Die Ultraschalldiagnostik ist ein heute derart wichtiges Instrument der Gynäkologie und der Geburtshilfe, daß es als geradezu haarsträubend erscheint, auf sie verzichten zu wollen. Sie ermöglicht, neben der diagnostischen Schwangerschaftsbegleitung, die Steuerung zahlreicher Behandlungen, die sonst nur chirurgisch durchführbar wären. Die vorgeburtliche Diagnostik können wir zu den wertvollen Leistungen der Geburtshilfe zählen, denn die Risikominderung, die sie mit sich gebracht hat, erhöht drastisch die Überlebenschancen von Frau und Kind. Die Mystifizierung des »eigentlich Weiblichen«, die in diese Perspektive von Barbara Duden eingebunden ist, schafft eine unproduktive, ideologisch gefärbte Polarisierung.

Was sich antipodisch gegenübersteht, ist nicht das Kontrollmonopol männlicher Ärzte und ihrer Geräte gegenüber den autonomen, naturverbundenen Frauen und ihrer Einfühlsamkeit. Was sich antipodisch gegenübersteht, ist ein weibliches Selbstbewußtsein am Ende des 20. Jahrhunderts, das sich Aufklärung, Mitbestimmung, Bürgerrechte, Autonomie und materielle Unabhängigkeit zu eigen gemacht hat und die animalische Wirklichkeit des Gebärens, die das Individuum negiert, ausschaltet. Für die Zeit des Gebärens entsteht eine Kluft, die an die Grundlage weiblicher Identität rührt. Gebären paßt nicht in unsere Zeit. Die Sorgfalt, mit der wir sauber unsere Affekte eingedämmt haben, macht Geburt für das weibliche Bewußtsein zu einer Erniedrigung des Individuums, im Grunde einem Atavismus.

Statt die Kälte des medizinischen Apparates an-
zuprangern, käme es darauf an, in jenen Spiegel
zu schauen, den der Vorgang des Gebärens uns
vorhält. Wie läßt sich die Roheit von Geburt, ihre
animalische Brutalität mit unserer Idee von
Weiblichkeit heute vereinbaren? Läßt diese
Weiblichkeit nicht nur einen sehr reduzierten Begriff von Natur zu? Eben diese Vorstellung wird
von dem Ereignis der Geburt sabotiert. Die zivi-
len Errungenschaften des bürgerlichen Individuums können Geburt trotz aller Humanisierungs-
versuche nicht weichspülen, nicht assimilieren.

Mit dem Titel »Geburt ist keine Krankheit«
sind im Bericht der Weltgesundheitsorganisation
»Appropriate Technology for Birth« von 1985 als
Zusammenfassung 16 Grundklauseln formuliert
worden. Als eine der Orientierungsklauseln wird
dort formuliert: »Schmerzstillende und betäu-
bende Medikamente sollten nicht routinemäßig,
sondern nur zur Behandlung oder Verhütung einer Geburtskomplikation eingesetzt werden.«
An anderer Stelle heißt es: »Es gibt keinerlei
Rechtfertigung für eine Kaiserschnittrate über 10
bis 15 Prozent.«

58

6. Stimmen der Weiblichkeit – puritanischer Geist und Selbstgerechtigkeit

Das Tabu der Körperlichkeit, das durch die bürgerliche Gesellschaft des 19. Jahrhunderts aufgestellt wurde, erscheint in diesem Licht noch problematischer, als es allemal schon ist. Hier wird deutlich, daß in den Sitten und Verboten nicht nur das Erleben drangsaliert, sondern auch die weibliche Psyche kleingehalten wurde. Wie die Füße von Chinesinnen, die gebunden wurden oder noch werden, wurde im 19. Jahrhundert die Psyche der Frau gefesselt. Und auch wenn die Frauen sich Spielräume schufen, von wo aus sie gesellschaftlich »eine zentrale Disziplinierungs- und Integrationsfunktion« ausübten, wurde die Frau »versittlicht und entsinnlicht, zur guten Mutter verformt. Ausgesperrt von Handlungsfeldern, die ihrem Gatten offenstehen, findet sie sich, zurechtgeschnitten auf die Hälfte ihrer Person, im privaten Binnenraum der Kleinfamilie wieder«[15]. Die »Un-Heimlichkeit« der bürgerlichen Familie hat Sackgassen geschaffen, aus denen nur mühsam herauszufinden ist. In der Anstrengung, diesen Sackgassen zu entkommen, rächten sich Frauen, indem sie einen unbestechlichen und erbarmungslosen Stellvertreter vorschickten: ihr Unbewußtes, mit der faszinierenden Erfindung von Hysterie.

In den nun hundert dazwischen liegenden Jahren haben sich massive Änderungen vollzogen. Die extremste Zuspitzung dessen, was Mütterlichkeit und Gebären gesellschaftlich bedeuten kann, hat sicherlich der arische Kult inszeniert. Eine heute an die neunzig Jahre alte Frau, im Dritten Reich begeisterte Mitläuferin und – ganz im Sinne des Führers – siebenfache Mutter, schilderte mir stolz, wie sie »damals« bei Entbindungen schreiende Frauen empört zurechtwies und sie daran erinnerte, was »ihre Männer an der Front« an Tapferkeit aufzubringen hätten. Da sei es doch geboten, sich »zusammenzureißen«. »Mutterkult und Fortpflanzungsideologie waren eine Falle, unendlich verführerisch in ihrer Ausweglosigkeit, weil sie in den Frauen Größenphantasien auslösten und ihnen in illusionärer Weise gesellschaftliche Aufwertung versprachen. Es gab für die Frau keinen anderen angesehenen sozialen Ort als die Mutterschaft, über die der Fortbestand der Nation gesichert werden sollte. Mutterschaft war fast der einzig mögliche weibliche Lebensentwurf.«[16] Im Nationalsozialismus wurde der Geburtshilfe eine besondere Aufmerksamkeit zuteil. In der kontroversen Diskussion um Hausentbindungen oder Anstaltentbindungen wurden familienpolitische Visionen propagiert. »Die Förderung des Familiengedankens entspricht der nationalsozialistischen Weltanschauung, während die Werbung für die grundsätzliche Verlegung möglichst aller Entbindungen an Anstalten früher vielfach einer familienfeindlichen Anschauung entsprach«, hieß es in einem Runderlaß des preußischen Ministeriums des Inneren vom 6. September 1934. Besonders konfessionelle Krankenhäuser würden »nicht etwa aus ärztlicher Indikation, sondern aus politischen Gründen die normalen Entbindungen an sich reißen«. Der höchste Medizinalbeamte des Dritten Reiches, der Reichgesundheitsführer Dr. Leonardo Conti, stützt die Familienethik und die Hochhaltung des Heimes als Reich der Mutter, indem er hetzerisch gegen Klinikgeburten zu Felde zieht. Klinikgeburten würden das Infektionsrisiko steigern, das Stillen erschweren: »Der plötzliche Wechsel durch die Entlassung nach Hause, wo dann nichts für die Entlastung der Mutter zu sein pflegt, bedeutet neben anderem die Gefahr des plötzlichen Aufhörens der begonnenen Stilltätigkeit. Der Familienzusammenhang wird durch die klinische Entbindung nicht gefördert. Die Gefahr nicht notwendiger Eingriffe besteht.«[17] Diese Entwicklung brachte einen Bedeutungszuwachs für Hebammen mit sich. Bisherige Verbände werden am 22. September 1939 aufgelöst, und die Mutter von Conti, Hanna Conti, übernimmt in Berlin die Führung der neugegründeten »Reichshebammenschaft«. Die Rechte der Hebammen werden erweitert. Unter anderem wird ihnen die Anwendung von Arzneimitteln erlaubt, bei »drohender Gefahr für Mutter und Kind« werden ihnen auch »sonstige Maßnahmen« gestattet. Die Ärzte sind zutiefst beunruhigt durch die Befugniserweiterung der Hebammen, die sie in der Geburtshilfe an den Rand drängt und die Hebamme zur Hauptverantwortlichen für die Kontrolle von Geburt macht. Aber die Erlasse beinhalten auch, daß Frauen nicht mehr freigestellt sind zu wählen, wo sie entbinden wollen. Nur noch in begründeten Fällen kann Klinikgeburt in Anspruch genommen werden. Kurzum, entmündigt und mißbraucht, ist auch die Weiblichkeit nach diesem höllischen Kapitel der Geschichte sehr erholungsbedürftig.

Kein Wunder, daß nach dem Krieg der Begriff des Mutterinstinktes aufs heftigste angeprangert wurde. »Le deuxième Sexe« von Simone de Beauvoir erscheint 1949. Jahrzehnte später erscheinen Streitschriften wie »Rabenmutter. Na und?«[18], in denen das Ausbleiben von Muttergefühlen glorifiziert und zum Gütesiegel emanzipierten Bewußtseins verklärt wird. Als nach der bleiernen Zeit der fünfziger Jahre im Aufwind der Studentenbewegung die Frauen auf die Barrikaden steigen und verkünden, die Zeit der Instrumentalisierung der Frau als Gebärmaschine sei vorbei, ermöglicht die Ablehnung von Mutterschaft eine neue Autonomie der Frau, die die Kultur der Bourgeoisie unterbunden hatte. Selbstbestimmung ist die Devise. Traditionelle Moral und Schuldgefühle weg, wirksame Kontrazeptiva her. 1961 bringt die Firma Schering die Verhütungspille auf den Markt. »Freie Liebe« ist angesagt. Die permanente Angst, schwanger zu werden, die heterosexuelle Frauen schon immer plagte, landet auf dem Scheiterhaufen der Geschichte. Die Autonomie der Frauen erhält konkrete Konturen. Der selbstbestimmte Charakter weiblicher Sexualität wird zur sozialen Realität. Der Abschied von der »Versklavung«, die Mutterschaft in sich birgt, wird angekündigt. Doch die radikalfeministischen Forderungen der siebziger Jahre haben innerhalb der letzten zwanzig Jahre einen Verschleiß erlitten, der zuweilen die Vermutung aufkommen läßt, als hätten sich die Zielsetzungen wieder um 180 Grad gedreht. Was ist passiert? Obwohl zahlreiche Arbeiten auf dem Feld der feministischen Wissenschaft den Rückgriff auf die »Natur der Weiblichkeit« als Falle erkannt haben, spukt wieder ein regressiver Geist, der unbelehrbar mit dem Biologismus flirtet.

Die Funktion der Fortpflanzung stellt das eben erst neu gewonnene Selbstbild der emanzipierten Frau wieder in Frage. Die Biologie pfeift auf Emanzipation und Grundrechte. Ihr erbarmungsloser Übergriff macht um so zynischer, als in ihr authentisch Weibliches gesehen wird.

Die Forderungen beziehen sich tendenziell wieder auf ein biologisch angelegtes Weibliches, das sich vom kulturell entfremdeten Männlichen distanzieren möchte. Der Rückgriff auf die Natur ist wieder salonfähig geworden. Barbara Duden nennt diesen Rückgriff »Salto Mortale«, denn »genau dieser Biologismus taucht bei der Kritik an den untersuchten Konzepten hinten herum in den eigenen Kategorien wieder auf, und zwar in Gestalt eines naturalisierten Begriffs der Frau wie in der Sammelkategorie der diese definierenden Männer«[19]. Wieso wird vergessen, wie oft die Frauen schon Opfer der ihnen zugeschriebenen weiblichen Natur wurden? In dieser Hinsicht erscheint die Frau in der Geschichte wie Justine, die Nichtlernfähige. Die selbsterfundenen Zuordnungen wie: »Frauen sind die besseren Beschützerinnen unseres Planeten, Frauen gebären authentischer unter sich, Frauen haben von sich aus harmonischere Phantasien, sie fahren defensiver Auto, sie sind solidarischer und grundsätzlich weniger entfremdet« gewinnen so einen gefährlichen, fatalen Klang. Die Sprengkraft der einstigen feministischen Sexualpolitik, deren zentraler Wert die eigene Lust war, ist ausgeleiert, und nun tritt eine selbstgerechte moralisierende Litanei erneut auf den Plan. Während aus feministischen Hardcorekreisen Berichte von ekstatischen Hausgeburten mit anschließendem kollektivem Verzehr der Plazenta und von orgiastischen Stillerlebnissen zu hören sind, läßt sich feststellen, die Hexe steht hoch im Kurs, Hebamme ist wieder ein feministischer Beruf, und je geheimer desto wahrhaftiger. Wie Irene Hardach-Pinke treffend zu diesen Berichten feststellt[20], handeln sie von einem resignativen Rückzug auf nostalgische Träume von einer matriarchalischen Lebensweise, die es nie gegeben hat.

7. Die Ratgeber –
unaufrichtige Aufklärung

Schwangerschaft, Geburt und die ersten Wochen mit dem Säugling werden heute genau beobachtet, bewacht, dokumentiert. Alles wird protokolliert, geordnet, systematisiert. Die Frau weiß, wie sie sich zu verhalten hat: sie lernt es während ihrer Schwangerschaft. Die Ernährung, die Gymnastik, die Grenzen ihrer Anstrengung, die Kleidung, die Pflege. Die Vorsorgetermine, die Steißlage, der Klinikkoffer, der Blasensprung – und im Wissen, daß es »losgeht«, wird sie sich in einen ruhigen, attraktiven Raum begeben, mit Sicherheit ausgestattet, von verständnisvollen Menschen erwartet, die sich bereits für das großartigste Ereignis ihres Lebens eingefunden haben – zumindest stellt es sich in der Literatur so dar.

Jedes Detail, jeder Schritt wird dort begleitet, entspricht präzisen Phasen, jeder Phase entspricht eine bestimmte Atmung, ein bestimmter Gemütszustand. Geschrieben werden die meisten Ratgeber von Frauen, sie sind Geburtsvorbereiterinnen, Lehrerinnen, aber noch häufiger Journalistinnen, deren Hauptstandbein sich in Redaktionen von Eltern-Ratgeber-Zeitschriften befindet. Sabine Schwabenthan[21], Carola Schuster-Brink[22], Sheila Kitzinger[23] produzieren Ratgeber am laufenden Band zu allen denkbaren Themen rund um Familie, Erziehung und Kinderkriegen. Vom kleinen »Kochbuch für den Widder«, »Mit Kindern den Herbst erleben«, Bastelratschläge, Kochrezepte, Fitneß-Anleitungen – und warum nicht auch Geburts-Ratgeber? Es gibt jederzeit Dutzende Werke, die andere, ältere ablösen. Der Markt gibt viel her. Und sie stimmt zuversichtlich, diese permanente Bereitschaft zur Hilfeleistung, als ginge es um ein paar Beschwerden, denen leicht abzuhelfen sei, hier ein bißchen Psyche, hier ein bißchen Wehen, da ein bißchen Massage, alle Maßnahmen wohlwollend serviert – kurzum, nichts Unberechenbares ist im Spiel.

Eins ist bei diesen Ratgebern auffallend: sie sprechen durchweg nicht vom Kind, das erwartet und geboren wird, sondern vom Baby. Das Wort Baby suggeriert Sanftheit, Harmlosigkeit, und es führt die Frauen, die sowieso schon von Regressionstendenzen in der Schwangerschaft geplagt sind, in eine Puppenstube. »Baby« entschärft, es entsexualisiert, es entmündigt.

Das »schöne Geburtserlebnis«, das die Journalistin Margret Nußbaum[24] uns in »Wie und wo soll unser Baby zur Welt kommen?« nahebringt, definiert vorweg die natürliche Geburt folgendermaßen: Die Frau darf ihre Gebärposition selber wählen, sie darf sich während der Wehen frei bewegen, sie darf baden, wenn sie es möchte, zur Schmerzlinderung werden Homöopathie oder Akupunktur eingesetzt, und ein Dammschnitt sollte gemieden werden. Im Kapitel »Wenn ohne Schmerzmittel nichts mehr läuft« heißt es immerhin: »Manchmal brauchen Frauen einfach ein Schmerzmittel. Wenn sie bis an ihre Grenzen erschöpft ist, wenn die Schmerzen wirklich unerträglich sind, wenn sich der Geburtsablauf deswegen verzögert.«[25] Doch dies scheint eher selten, eher eine Randerscheinung zu sein, weshalb sich die Autorin damit auch nicht näher befaßt, um sich statt dessen erschöpfend mit harmlosen Mittelchen, die den Frauen Vertrauen mit auf dem Weg geben sollen, zu beschäftigen. Homöopathie, Akupunktur, Aromatherapie, Haptonomie (sanfte Berührung des Bauches), Reflexzonentherapie, Bachblüten, Wärme, Shiatsu (japanische Fingerdruckmassage), Watsu (Unterwasserdruckmassage), Zilgrei (Bewegung und Atmung gegen Krämpfe), Tens (transkutane elektronische Nervenstimulation). Der Schrecken wird zwar nicht beim Namen genannt, aber die

Phantasie, die sich in der Anstrengung nieder-
schlägt, die Schulmedizin in der Schmerzlinderung nicht beanspruchen zu müssen, erweist sich
als blühend. Im Kapitel mit dem irritierenden Titel »Der ganz normale Babyschock« beschreibt
eine Frau eindrucksvoll, wie ihr im Alltag unmittelbar nach der Geburt die Felle davonschwim-
men. Schwindendes Selbstvertrauen, Mißtrauen
gegenüber dem Vater des Kindes, ein labiles
Selbstbild angesichts der an sie gerichteten und
von ihr selbst aufgestellten Erwartungen erschüt-
tern ihre Identität. Niemandem, fügt Margret
Nußbaum nach der Beschreibung der massiven
Entfremdung lapidar hinzu, bleibe dieser »Babyschock« erspart, um dann kommentarlos zum
Kapitel »Guter Start ins Leben zu dritt« überzu-
gehen. »Die Geburt Ihres Babys ist der Auftakt zu
einem neuartigen Leben. Sie und Ihr Partner werden sich um so schneller in Ihrer neuen Rolle zu-
rechtfinden, als Sie bereit sind, Veränderungen
im Alltag hinzunehmen.« Zum Schluß der absolute Supertip: »Hin und wieder ein babyfreies
Wochenende belebt Ihre Beziehung.«

In »Schwangerschaft und Geburt«[26] will Dr.
med. Walther Prinz, Vater von sechs Kindern,
die Atmosphäre eines Infoforums schaffen. Po-
litical Correctness bestimmt seinen Ratgeber.
Alleinerziehende, Heroinsüchtige, Schweizerin-

nen, Österreicherinnen finden spezifische Berücksichtigungen. Dr. Prinz sieht in Schwangerschaft und Geburt die Chance einer Frau, sich aus »dem Lauf eines Frauenlebens hinausheben« zu lassen, eben »geistige und seelische« Sphären endlich zu erweitern. Auch hier klingt die Entwarnung wegen der zu erwartenden Schmerzen an: »Zur Begrenzung des Geburtsschmerzes hat die Natur Mittel bereit. Im Gehirn der Frau werden während der Geburt ihres Kindes morphiumähnliche Stoffe (Endorphine) wirksam, die das Schmerzzentrum dämpfen, das heißt, sie nehmen dem Schmerz seine Unerträglichkeit. Endorphine erzeugen aber auch Euphorie und Glücksgefühle und ermöglichen es der Mutter, sich zwischen Wehen zu entspannen.« Phantastisch, mehr davon! »Und sie bewirken, daß die Mutter den Schmerz nach der Geburt schnell wieder vergißt.«[27] Und auch das ist Mittel zu einem höheren Zweck: »So kann das Ausmaß des Schmerzes und die ihn bewältigende psychische Kraft der Frau in der Balance gehalten werden.« Logisch.

Allerdings, so räumt Dr. Prinz ein, funktioniere dieser »natürliche Ausgleich« nicht immer, um dann über Pudendusblock und Periduralanästhesie zu informieren. Doch es ist zu befürchten, daß vor allem die gute Nachricht aufgenommen wird: Wer hoffte, zumal vor der ersten Geburt, nicht, daß dank »natürlichen Ausgleichs« und allseitiger Geburtsvorbereitung alles Nötige für die sanfte Geburt unternommen wurde.

Die populäre und medienwirksame britische Ärztin Dr. Miriam Stoppard[28], deren Geburtsratgeber in der sechzehnten Auflage vorliegt, ist ebenfalls bemüht, der Frau die Teilnahme an der Freude der Geburt zu ermöglichen, statt »ihr Wahrnehmungsvermögen zu beeinträchtigen«. Bei medikamentöser Schmerzlinderung werden Benommenheit, Orientierungslosigkeit und Brechreiz prophezeit. Vernünftige ärztliche Hinweise auf die wirksame Linderung von Schmerzen werden angesichts der Flut von Ratschlägen als solche nicht mehr erkannt. Äußerst knapp wird die Periduralanästhesie vorgestellt. Sie wird eingeführt als einsetzbar bei schwierigen Geburten, bei schwerem Asthma oder bei Zangenextraktion.

Die gelernte Kinderkrankenschwester Barbara Nees-Delaval, die geradezu exemplarisch die in der Bundesrepublik zum Thema Schmerz vorherrschende Meinung vertritt, stemmt sich im Zuge des Zeitgeistes gegen medikamentöse Schmerzlinderung. In ihrem Ratgeber »Ich bekomme eine Baby«[29] beschreibt sie vier Varianten, vier mögliche typische Geburtsabläufe. Sozusagen Entbindung à la carte. Frau kann wählen zwischen natürlicher, sanfter, schmerzfreier oder eingeleiteter Geburt. Nees-Delaval bekundet tiefe Skepsis gegenüber dem medizinischen Apparat und seinen Möglichkeiten.

Historisch gesehen habe die Klinikgeburt die Sterblichkeitsraten zwar erheblich gesenkt, aber dafür entgehe der Frau das »tiefgreifende Erlebnis«. Außerdem behinderten die »Klinikatmosphäre und die routinemäßige Anwendung geburtshilflicher Maßnahmen«[30] die normale Geburt, so daß Eingriffe überhaupt erst dadurch nötig würden. Allerdings hätten auch die Ärzte dazugelernt und seien geduldiger geworden. Und wenn Frauen in Vorbereitungskursen gelernt hätten, sich zu entspannen, »gelingt es ihnen meistens, den Geburtsschmerz ohne medikamentöse Hilfe zu bewältigen«.[31] Für die Frauen, die noch skeptisch sind und sonst bei Schmerz leicht zur Tablette greifen, wird darauf hingewiesen, daß so mancher Frau bei der Niederkunft außergewöhnliche Kräfte »erwachsen«. Zumal dann das Erfolgserlebnis um so größer sein wird: »Wenn Sie Ihr Kind auf diese natürliche Weise zur Welt bringen, empfinden Sie vielleicht sogar weniger Schmerzen, anstrengend ist es allemal. Sie bietet Ihnen ein intensives körperliches Erlebnis und das Gefühl, eine große Leistung vollbracht zu haben.«

Im Kapitel »Schmerzfreie Geburt« insistiert Barbara Nees-Delaval auf einem Zusammenhang, für den bisher noch ein jeder den empirischen Beweis schuldig geblieben ist: »Wie die Schmerzen empfunden werden« schreibt sie, »hängt weniger von der Intensität ab, als von der Persönlichkeit und der seelischen Verfassung der Frau.« Es scheint auf der Hand zu liegen: »Hat sich eine Frau gründlich auf die Geburt vorbereitet, ist sie in der Lage, den Wehenschmerz zu akzeptieren und sich nicht gegen ihn aufzulehnen, erfährt sie seelischen Beistand durch die Anwesenheit einer ihr vertrauten Person und kann ihr die Umgebung Geborgenheit vermitteln, dann treten die Schmerzen in den Hintergrund, so daß sie die Geburt als nahezu ›schmerzfrei‹ erlebt.«[32] Vor Beruhigungsmitteln wird gewarnt, denn sie »sind angstlösend und muskelentspannend, helfen aber nicht gegen den Schmerz«. Und auch von Schmerzmitteln ist abzuraten: Sie engen das Bewußtsein ein, machen müde und teilnahmslos. Zum Schluß wird kurz die PDA vorgestellt: für die Frauen, die vollkommen schmerzfrei entbinden wollen, für Risikogeburten und Komplikationen. Und damit Frauen nicht auf den Gedanken verfallen, es doch lieber gleich auf dem schmerzfreien Weg zu versuchen, warnt sie vor Komplikationen: Für den Fall, daß Komplikationen auftreten, muß ständig ein Arzt verfügbar sein, um dann die Komplikationsmöglichkeiten und Risiken von PDA aufzuzählen. »Bei völliger Empfindungslosigkeit im Unterleib kann außerdem das Gefühl für die Wehen und der Drang zum Mitpressen verloren gehen.« Und falls jemand von soviel Schmerzfreiheit noch nicht genug abgeschreckt sein sollte, folgt die ultimative Warnung: »Nicht selten wird die Entbindung dann durch Zuhilfenahme der Saugglocke oder Zange beendet.« Bravo. Damit geht die Schwangere unbefangen an die Geburt heran, kann sich regelrecht darauf freuen, frei die individuelle Geburt ihres Kindes wählen zu können.

Im Wegweiser »Mein Schwangerschaftsbuch« von Sheila Kitzinger[33] hat man es entschieden einfacher bei der Entscheidung über »natürliche« oder andere Wege, denn die direkten Informationen über Schmerzen und ihre Linderungsmöglichkeiten fehlen sowieso. In der Aufmachung eines adoleszenten Erlebnisbuches, in dem man auf jeder zweiten Seite etwas einkleben kann, erscheint die Regressionstendenz, die in vielen Ratgebern mitschwingt, nur transparenter. Im Kapitel »Emotionale Umwälzungen« ist sensiblerweise ein Kasten vorgesehen, um die Ängste während der Schwangerschaft einzutragen.

Sabine Schwabenthan (Journalistin) und Vivian Weigert (Geburtsvorbereiterin) verkünden ebenfalls ganz im Sinne des Zeitgeistes: »Der Geburtsschmerz signalisiert ein freudiges Erlebnis.« Es sei »ein Zeichen, daß alles in Ordnung ist«, beschließen sie. »Deshalb bedeuten die Wehen, wie unerträglich sie sich auch im Moment anfühlen mögen, normalerweise keine Überforderung für den Körper oder auch die Psyche der Frau.«[34] Die Autorinnen räumen zwar Ausnahmen ein, beteuern aber gleichzeitig, wie sehr alles von der nun schon bekannten vertrauenerweckenden Umgebung abhänge. Die Vorbereitung der wohlwollenden Umgebung sei geradezu der Schlüssel zum freudigen Ereignis. Schwabenthan und Weigert wie auch ihre Kolleginnen ergehen sich seitenlang in der Beschreibung derartiger nutzloser Placebos (Zuwendung und räumliche Nähe, rhythmische Bewegungen usw.). Medikamente dagegen machen schläfrig, gelangen in den Kreislauf, machen Säuglinge trinkfaul.

Welcher Sadismus reitet diese Autorinnen, daß sie Frauen so entschieden von einer schmerzfreien Geburt abraten? Was erlaubt ihnen, wenn Frauen die Schmerzen als unerträglich beschreiben, beim Wort unerträglich Anführungszeichen zu setzen? Was erlaubt ihnen, potentielle oder unvermeidbare Nebenwirkungen von wirksamen Methoden der Schmerzlinderung dermaßen in den Vordergrund zu stellen und gleichzeitig die erwiesene Wirkungslosigkeit so vieler sanfter

Mittel bei starken Schmerzen zu verschweigen? Wir wissen, daß die sanften Mittel nur bei schwachen Schmerzen wirksam sind, und wir wissen, daß Geburtsschmerzen mit zu den stärksten Schmerzen des Menschen gehören, und zwar nicht nur in Ausnahmefällen, sondern bei der überwiegenden Mehrheit der Entbindungen.

Rückenschmerzen sind modern, Orgasmusschwierigkeiten sind modern, über Fußpilze und über Beckenboden-Schwäche unterhalten sich Frauen rege am Spielplatz, während die Gören im Sandkasten spielen, aber um die Grausamkeit von Geburt herrscht, wie ich finde, ein kurioses Schweigen, als stünde zwischen der Mühe, den Weg zur Geburt zu gestalten, und dem Geschehen selbst eine unsichtbare Wand, die jede Verständigung verhindert. Welcher Sprache der Frauen bedürfte es, um diesem Behutsamkeits-Gesäusel Einhalt zu gebieten? Welches Licht benötigen wir, um die Geburt als brutales Geschehen zu benennen, anzuerkennen und entsprechend die Frauen darauf vorzubereiten? Die Barbarei der Geburt produziert bizarrerweise Gesänge der Sanftmut. Dieser Betrug ist um so mysteriöser, als man davon ausgehen möchte, daß alle Frauen, die Bücher über Geburt verfassen, selber Kinder geboren haben.

In anderen Kulturen können wir beobachten,

wie – zum Beispiel in starren autoritären patriar-
chalen Gesellschaften – Frauen zwar über ihre eigenen abgesteckten Bereiche herrschen, aber
sich gegenüber Kindern und anderen Frauen zum
Handlanger der Unterdrückungsideologie machen, die sie selbst einschränkt. Es sind Frauen,
die in schwarzafrikanischen Kulturen die Klito-
risbeschneidung durchführen, es sind Frauen, die
in einigen arabischen Kulturen Mädchen ein-
sperren und sie die Tugenden der Selbstverleug-
nung lehren. An solche Mechanismen erinnert
es, wenn Frauen das Kindergebären auf einem
Silbertablett anpreisen. Nur ist die These der
»unbewußten Kollektivverschwörung« bei uns
nicht mehr plausibel, der kalte Krieg zwischen
Männern und Frauen ist in dieser groben Form
überholt. Frauen sind nicht mehr auf ihre traditionellen Rollen verwiesen, sie dürfen schreiben,
was sie wollen, sie müssen keine Kinder haben,
um Anerkennung zu genießen – was erklärt also
in unserem Breitengrad die Verleugnung von Geburtsschmerzen und ihren psychosexuellen Folgen?

DIE NATURKATASTROPHE
UND IHRE FOLGEN

8. Die Aufhebung der Körpergrenzen beim Gebären

Die Diskussion um Geburt auf kalt gekachelte Klinik versus kuscheliges Geburtshaus zu lenken, hat fatale Auswirkungen. Sie produziert ein Feindbild »medizinischer Apparat/Technik/ Kontrolle/Männer«, schafft auf der einen Seite verklärende Vorstellungen von weiblicher Körperlichkeit, von phantastischen Entbindungen, von mütterlicher Macht und Selbstverwirklichung, die nicht nur verlogen sind, sondern die in die bekannte Kerbe der regressiven Verknüpfung von Frau und Natürlichkeit schlagen. Diese Diskussionen können jedoch nicht aus der Welt schaffen, daß unabhängig von jeglichen Apparaten und selbstgefälligen Ärzten das Gebären eine Tortur bleibt. Der Vorgang selbst wirft die in unserer Kultur und in unserem Körper verwurzelten Sitten über Bord. Der gewohnte Umgang mit Intimität, Scham, Angst greift nicht mehr. Die triebhaften Entgrenzungen, die der zum Tier gewordene Körper unmittelbar vollzieht, verdeutlichen uns auch, welchen Abstand wir vom Körper genommen haben. Dieses im besten Fall kurzzeitige Verlassen der Kultur, dieser Kontrollverlust über den Körper schlägt sich äußerlich nieder in Stöhnen, Schreien, Erbrechen, Ausscheidung von Urin und Kot, zerreißen der Körperöffnung, und wenn alles »normal« verläuft, direkt nach dem Kind noch der Auswurf eines Stückes Fleisch, dunkelrot, leuchtend, pochend. Wüßte die Frau nicht, es handelt sich um die Plazenta, den sogenannten »Mutterkuchen«, könnte sie annehmen, ihre Lunge wäre dem Kind nachgelaufen. Also auch ein inneres Organ verläßt danach durch die Scheide den Körper, und alles ist in Ordnung – wie das Rote Meer sich öffnet, das Volk durchlaufen läßt und sich wieder schließt. In der Auflösung der eigenen Körpergrenzen wird zugleich eine neue Grenzziehung geschaffen. Mit dem wuchtigen Hervortreten des Kindes passiert etwas metaphysisch schwer Annehmbares, etwas kaum Begreifbares. Der Volksmund nennt es Wunder, fügt hinzu, es sei das »Natürlichste der Welt«. Im Prozeß des Hervortretens des Kindes, in der Zeit der Wehen, wird die Frau zum Tier. Der Vorgang drängt sie nicht nur an den Rand ihrer selbst, sondern wirft sie aus der Gemeinschaft. Die Menschlichkeit scheint dahinzuschwinden. Selbst ohne jegliche Schmerzen bliebe der Vorgang bedrohlich oder doch zumindest sehr schwer verständlich. Aber die fürchterlichen Schmerzen, die die überwiegende Mehrheit von Frauen bei der Entbindung empfindet, macht daraus eine grausame Angelegenheit: ein infamer Rest aus vorbürgerlicher Zeit, ein undressierbarer Bumerang aus dem Mittelalter. Der Vorgang scheint so bedrohlich, daß selbst die Frauen, die ihn früher durch ihr Wissen zu ihrer Domäne machten, für Kirche und Wissenschaft bedrohlich wirkten und als Hexen verfolgt wurden.

Andere Ansätze wie jene von Margret Mead[35] (1965), G. D. Read[36] (1953) und Marie Langer[37] (1988) versuchen in kulturvergleichenden Studien nachzuweisen, daß das Problem im kulturell gestörten Selbstverständnis der Frau in der modernen Gesellschaft liege. Verklärende Bilder einer unbeschädigten Natürlichkeit werden dagegengehalten. Die schwarze Frau, die ohne fremde Hilfe ihr Kind am Wegrand auswirft, die Nabelschnur mit Zähnen trennt, kurz verschnauft, ihr Kind in ein buntes Tuch einwickelt und mit ihrem Kindpaket wieder auf den Acker geht, um weiterzuarbeiten, ist unschwer als Mythos zu erkennen. Auch wenn die ungleiche Verteilung von Schmerz, wie sie die Erzählweisen von Frauen immer wieder belegen, unbestritten ist, zeugt die Verallgemeinerung der leichten Geburt der »Buschfrau« von einem kühnen Rassismus. In »Mutterschaft und Sexus« verfällt auch Marie

Langer diesen vereinfachenden pauschalisierten Bildern, indem sie den Geburtsschmerz zum Resultat der Geburtsangst erklärt. In Kulturen, in denen die Geburt als ein leichtes Ereignis gilt, schreibt sie, hätten Frauen zumeist leichte Geburten, in Kulturen hingegen, die die Niederkunft mit Übelkeit und Schmerz behaften, würden Frauen auch Übelkeit und Schmerz erleben. Marie Langer meint auch in unserer Kultur erkennen zu können, daß Frauen, die sich nicht fürchten, weniger leiden[38], daß Frauen, die ihre Schwangerschaft akzeptieren, schneller und komplikationsloser entbinden, daß auf gut verlaufende Schwangerschaften gemeinhin leichte Geburten folgen und daß emotional stabile Frauen leichtere Geburten erleben.[39] Das alles ist empirisch nicht zu erkennen. Der Vorgang ist viel mysteriöser, weil er stets unberechenbar bleibt.

9. Leben-schenken-Können = Leben-rauben-Können

Der merkwürdige Ausnahmezustand, in den Frauen während der Geburt geraten, erzeugt eine beunruhigende Ambivalenz: Mit dem gewaltigen Leben-schenken-Können wird zugleich ein gewalttätiges Leben-rauben-Können signalisiert. Beim Gebären zeigt sich die massive Präsenz weiblicher Kraft. Die Überraschung, die für jede Frau die Entdeckung dieser Kraft bedeutet, wird häufig das »Überwältigende« genannt. Die Gebärende weiß nicht mehr, ob dieses Überwältigende von innen oder von außen kommt. Diese massive Kraft stellt ein schwer faßbares Gewaltpotential dar. Die immense Kluft zwischen dem unaufhaltsamen vorsintflutartigen Agieren des Körpers beim Gebären einerseits und dem Bewußtsein, der Intelligenz, dem Willen, der Sensibilität andererseits bringt Gewalt hervor. Dieses Gewaltpotential hat nur grobe Konturen. Es erscheint vollkommen unverdaut, ist einfach da. Auf diese Verknüpfung wurde bisher kaum hingewiesen. Meine Vermutung ist, daß nicht aus Versehen nicht hingeschaut wurde, sondern gezielt weggesehen wurde. Die Gemeinschaft, unterschwellig immer wieder verunsichert, wedelt mit rosa-hellblauen Babyklamotten, mit Geschenken, lenkt mit Lieblichkeit ab, beschwört Muttergefühle. Wie ein unausweichlicher Caterpillar rollt die Glücksdiktatur von außen auf einen zu, fast drohend: »Jetzt, glücklich sein!«

Und die Frau steht da, am Ende, entgrenzt, erschöpft, verschreckt von ihren eigenen Möglichkeiten, wie jemand, der eine scharfe Waffe hält. Und beschwichtigend umkreisen sie die anderen und reden auf sie ein, sie möge das Messer hergeben. Als würde die Leistung, die sie gerade im Entbinden vollbracht hat, zugleich eine andere Möglichkeit freisetzen: »Und wen bringe ich jetzt noch um?« Der Vorgang des »Zur-Welt-Bringens« beinhaltet dieselbe Qualität von Grenzüberschreitung, die auch beim Töten mobilisiert wird. In beiden Fällen schwankt die eigene Identität am Rande des Abgrunds. In beiden Fällen kippt die Erde unter einem weg.

Das Bedrohliche, das sich dort zeigt und unbegrenzbar erscheint, sowohl von innen wie von außen wirkt, hinterläßt eine gewalthafte und obskure Revolte. Das Gebären zwingt uns in die Knie und spricht uns kurzweilig alle zivilisatorischen Errungenschaften ab. Der Akt der Geburt befindet sich für unser Bewußtsein jenseits des Möglichen, jenseits des Tolerierbaren, jenseits des Denkbaren.

Wie nah und beinahe logisch mögen daher die unbewußt gesteuerten Weigerungen erscheinen, sich des Kindes anzunehmen, die von Medizinern als »postpartale Depression« und Wochenbettpsychosen beschrieben werden. Verwundert stellen zum Beispiel Psychiater fest: »Wären die Wochenbettpsychosen zufällig im Wochenbett aufgetretene endogene Psychosen, so müßten sie in den Monaten vor der Geburt und nach der Geburt gleichmäßig verteilt sein. Das Gegenteilige ist der Fall ... Die Kurve zeigt eine eindeutige Spitze im ersten Monat nach der Geburt.«[40] Und während die Nervenärzte über die Kurven rätseln, gibt es für jede Frau, die entbunden hat, ein stilles, aber klares Wissen darüber, warum diese Kurve unmittelbar nach der Geburt ihren Höhepunkt erreicht.

Besonders fragilen und gefährdeten Seelen ist der Orkan zu stark. Die bereits vorhandenen psychischen Anlagen finden in der Geburt einen idealen Nährboden. Auf 1000 Geburten entfallen zwei Wochenbettpsychosen. Die Depressionen erwischen zwischen 70 und 90 Prozent der Mütter. Und diejenigen, die als solche nicht auffällig wurden und die, nach drei Monaten oder einem

Jahr, therapeutische Unterstützung aufsuchen, tauchen in keiner Zählung, die die Geburt miteinbezieht, auf. Die Geburt erscheint hier wie ein Sprungbrett für bereits vorhandene Prädispositionen. Ein Königsweg zum bisher verborgenen Schleudersitz in der Psyche. In »Mutterglück und Tränen« berichtet Petra Nipsel[41] über die Einrichtungen, die in Anbetracht der vielen Entgleisungen nach der Geburt in anderen Ländern Frauen zur Hilfe kommen. Es stellt sich heraus, daß in England (Birmingham), Australien, Kanada, Neuseeland, den Niederlanden und Frankreich (Montesson) entsprechende Abteilungen in psychiatrischen Einrichtungen gegründet wurden und die Arbeit dort sich speziell an postnatalen Störungen orientiert. Petra Nipsel stellt fest, daß es in Deutschland, bei den vielfältigen Krisenerscheinungen, die nach einer Geburt auftreten können, keine entsprechenden Hilfsangebote gibt und daß in den meisten Handbüchern zur Geburtshilfe und Psychiatrie Postnatale bzw. Postpartale Depression überhaupt nicht auftaucht. »Erste Ansätze, das traditionelle Mutterbild in Frage zu stellen, sind zwar vorhanden, doch reichen sie bei weitem nicht aus, um ein unbefangenes Reden über die Krise nach der Geburt zu ermöglichen.«[42]

Über das, was bei der Geburt unannehmbar ist, gibt es ein kollektives Wissen und Schweigen. Es gibt viele diskrete Hinweise auf dieses Wissen in unserer Kultur. So können wir zum Beispiel in der Rechtsprechung zur Kindstötung über die Nachsicht staunen, die für die »Umstände« aufgebracht wird. Sie wird als ein »Fall verminderter Schuld« angesehen, eine »psychophysische Ausnahmeverfassung«: »§ 217 I. Eine Mutter, welche ihr nichteheliches Kind in oder gleich nach der Geburt tötet, wird mit einer Freiheitsstrafe nicht unter drei Jahren bestraft. II. In minderschweren Fällen ist die Freiheitsstrafe von sechs Monaten bis zu fünf Jahren.« –

»Die Handlung besteht in dem vorsätzlichen Töten in oder gleich nach der Geburt«, »Tötungsvorsatz der Mutter ist nötig; ist er nicht nachweisbar, so kann § 222 anwendbar sein.«[43] Der § 222 bezieht sich auf Tod durch Fahrlässigkeit. Da wird deutlich, wie unterschiedlich der Begriff der Kindstötung interpretiert wird. Die Gesetzestexte signalisieren, daß der gebärenden Frau möglicherweise eine entschuldbare absolute Verzweiflung zugestanden wird, die sie gegebenenfalls unzurechnungsfähig machte. Gemessen an unserer Skala des Verbotenen und des Erlaubten wird eine solche Verzweiflungstat, als eine Grenzüberschreitung, die schließlich Mord bedeutet, mit sechs Monaten geradezu milde bestraft. Auch wenn hier nicht unbeachtet bleiben darf, daß sich diese Rechtsprechung ursprünglich meist auf die entsetzliche soziale Schande und Notlage der unverheirateten Mutter bezog, gibt sie auch Auskunft darüber, daß sehr wohl wahrgenommen wurde, in welch gefährlichen Gewässern Geburt stattfinden kann. Denn hier räumt das Gesetz ein, daß Gebärende irre werden können bzw. daß ihre Bedrängnis besonderer Beachtung bedarf. Und wenn bei der Kindsmörderin davon ausgegangen wird, das Kind sei bereits während der Schwangerschaft unerwünscht gewesen, schließt die Milde der Rechtsprechung das Vorsätzliche ein. Bei dem Vorsätzlichen drückt die Gemeinschaft ein Auge zu, sie weiß, daß die Qualen der Geburt hier ein Sprungbrett zum Mord geliefert haben.

Bei Gambaroff (1995) findet sich ein phantastisches Beispiel aus Indien, in dem diese Gewalt in der Figur einer mütterlichen Göttin zutage tritt: »Die grandioseste Form der blutrünstigen, schrecklichen Großen Mutter durfte die indische Göttin Kali in ihrer Manifestation als schwarze Kali Durga sein. Sie ist geschmückt mit den bluttriefenden Köpfen und Gliedmaßen ihrer Opfer und trinkt Blut aus einem menschlichen Schädel. Ihr Körper ist geschmeidig und schön, die Brüste sind prall von Milch. Sie ist die Gottheit im Hindu-Kult, deren Verehrung am weitesten verbreitet ist. Noch heute wird ihr im berühmten

Kali-Tempel in Kalkutta täglich geopfert, zu ihrem großen Fest im Herbst bis zu 800 Ziegen in drei Tagen. Bis zum Verbot durch die britischen Kolonialherren 1835 wurde ihr jeden Freitag ein männliches Kind geopfert.«[44]

Die Inszenierung dieser Göttin zeigt offensichtlich, daß in der Fruchtbarkeit, in der Mütterlichkeit ein Kraftpotential mitschwingt, das mörderische Züge aufweist. Die Fähigkeit zu gebären sprengt die Grenzen des Möglichen. Und auf unsere Kultur übertragen, können wir feststellen, daß diese unzügelbaren Eigenschaften von Geburt die Verankerungen des bürgerlichen Individuums auf bedrohliche Weise lockern.

10. Die Todesangst

Es gibt viele verschiedene Ängste, die Frauen vor dem Gebären haben. Angst vor Schmerzen, Angst vor Mißbildungen, Angst um die Gesundheit des Kindes, Angst davor, nicht rechtzeitig in die Klinik zu kommen, Angst vor frühzeitigen Wehen, Angst vor Dammschnitt, und diese Liste läßt sich seitenlang fortführen. Nun gibt es eine Angst, die sehr häufig während einer bestimmten Phase der Geburt auftritt: die Todesangst, die schiere Angst, es selbst nicht zu überleben. Während der Entbindung erlebt die Frau eine Art »Weltuntergang«, schreibt Helene Deutsch.[45] Dieses Gefühl der Bedrängnis der eigenen Existenz kommt nicht selten vor. Hebammen und Geburtshelfer bestätigen es. Michel Odent, naturverbundener Geburtshelfer, reiht sie sogar in den geläufigen Fortgang von Geburt ein. »Es ist bezeichnend, daß viele Frauen in einem bestimmten Stadium der Geburt eine Todesangst ausdrücken. Sobald dieses Stadium überschritten ist, ist ihre Angst anscheinend überwunden. Dann kann die Geburt mit einem echten Fötus-Ausscheide-Reflex rasch zu Ende kommen.«[46] Zu Beginn der Geburt, während der Eröffnungsphase, sind Frauen relativ passiv. Sie gehen, knien, suchen Stellungen, die sich »besser« anfühlen. Diese Phase kann lange dauern, manche zählen sie in Tagen. Dann kommt die Müdigkeit, die hier nun nichts zu suchen hat. Und im Kampf gegen die Erschöpfung und die Übermüdung, vor den Preßwehen, dem sogenannten »Fötus-Ausscheide-Reflex«, passiert es sehr häufig, daß in der Verzweiflung angesichts der sich steigernden Schmerzen eine Angst aufkommt, die alle Befürchtungen übertrifft. Die Gewißheit, daß es sich noch um eine Entbindung handelt, schwindet dahin, ebenso die Zuversicht, man würde es schon irgendwie überstehen. In dieser psychischen Verfassung ist die Frau erschreckend klar. Die Einsicht, die nun in der Möglichkeit des Todes Form annimmt, scheint evident zu sein. Und dabei in Minutenabständen die unausweichliche rhythmische Wiederkehr der höllischen Wehen. Unmittelbar vor den Preßwehen ist diese extreme Angst in der Tat meist überwunden. Mit den Preßwehen verspürt die Frau das Rutschen des Kindes im Körper, vielleicht ist es das, was die Angst auflöst. Und von da an entwickelt die Frau eine ungeheuerliche Kraft, mit der sie den letzten Akt bestreitet.

Bei diesem Verspüren von Lebensgefahr wird das Kind nicht nur zweitrangig, es wird vergessen. Das ist der Moment, in dem Frauen nicht selten in vielen Variationen erzählen, wie gleichgültig ihnen da das Kind war. Der Grundtenor dabei ist: »Es hätte von mir aus ein Hund dabei rauskommen können, das wäre mir vollkommen egal gewesen.«

11. Die Geburtsvorbereitung – hilflose Ratschläge

Die Betreuung von Geburt taucht in offizieller Form in Frankreich in der zweiten Hälfte des 17. Jahrhunderts auf. Damals galt sie als drastische Maßnahme, um der Kindstötung und dem Aussetzen von Kindern Einhalt zu gebieten. Die Gemeinden hielten ein Auge auf »les filles grosses«, die schwangeren Frauen, die selbst verpflichtet waren, vor der Geburt ihre Schwangerschaft zu melden. Im 18. Jahrhundert schienen die jungen Frauen von sich aus unter dem Einfluß ihres Umfeldes die Schwangerschaft anzumelden. Es war zugleich die Gelegenheit für die Frau, sich über einen Verführer zu beklagen, der sie im Stich gelassen hatte, und somit von ihm regelmäßige finanzielle Unterstützung zu fordern, um das Kind ernähren zu können. Und man kann auch sagen, es schützte sie selbst vor der eventuellen Neigung, im Falle einer geheimen Geburt das Kind zu töten, da sie mit der Meldung der Schwangerschaft automatisch unter die Obhut einer anerkannten Hebamme gestellt wurde. Es ist dennoch anzunehmen, daß die Anmeldung von Schwangerschaft häufig erst nach gescheiterten Abtreibungsversuchen erfolgte.

Heute ist neben der Betreuung von Schwangerschaft die regelmäßige medizinische Vorsorgeuntersuchung vorgesehen, die aktive Geburtsvorbereitung so gut wie selbstverständlich geworden. Kliniken, kirchliche Einrichtungen, Frauenorganisationen, Gesundheitszentren bieten Kurse an, in denen auf die Geburt vorbereitet werden soll. Zahlreiche Verfahren bieten sich an (die Read-Kurse, die Lamaze-Methode, das Ringler-Programm). Alle Ansätze zielen darauf ab, Frauen gut zu informieren, um ihnen die Angst vor der Geburt zu nehmen. Die Vermittlung von Vertrauen und Geborgenheit wird angestrebt, so daß die bevorstehende Geburt gar die Gestalt eines schönen Ereignisses anzunehmen vermag. Um die angstfreie Geburt realisieren zu können, werden die Männer mit einbezogen. Auch sie lernen Wehen veratmen, hecheln, verschnaufen spielerisch zwischen zwei Wehen. Gymnastik, Entspannungsübungen, »rhythmisierende Atemtechnik«, autosuggestive Übungen, autogenes Training, Yoga, Bauchtanz werden angeboten. »Bei systematischer Erlernung ist durch Selbstkontrolle eine größere Sicherheit für die spätere erfolgreiche Schmerzminderung gegeben«, heißt es von medizinischer Seite[47]. Schön wäre es!

Frauen, die sich an die unerwartete Heftigkeit der Wehenschmerzen erinnern, stimmen darin überein, daß die Geburtsvorbereitung gezielter auf den Umgang mit Schmerz ausgerichtet sein sollte.

Die Geburtsvorbereitungskurse versetzen Frauen in eine so zuversichtliche Verfassung, daß sie sich nicht mehr fragen, wie und ob sie mit starken Schmerzen umgehen können und wollen. Es wird suggeriert, daß man sich mit Selbstvertrauen da gut durchschaukeln kann. Die Brutalität des bevorstehenden Ereignisses wird in der Aufklärung unterschlagen. Und für diejenigen, die mehr Aufklärung wünschen könnten, werden wirksame medikamentöse Schmerzlinderungsmittel meist nicht als Möglichkeit vorgestellt.

Vorbereitungskurse sind zweifellos Bestandteil der humanisierenden Maßnahmen um Geburt, deren Sinn hier keineswegs in Frage gestellt werden soll. Sie sind notwendig, weil sie den Versuch unternehmen, die Frau vorzubereiten, und in vielen Punkten sind diese Informationen vorerst beruhigend. Aber eben nur vorerst. Auch im nachhinein befinden die meisten Frauen die Kurse als hilfreich. Aber nicht, um das Geschehen der Geburt zu bewältigen, sondern um mit einem Gefühl der Zuversicht in die Geburt zu gehen, mit der Vorstellung, auf das Bevorstehende gut vorbereitet zu sein. Frauen schildern konkret, wie sie während der Geburt versuchten, sich auf die Vorbereitungsdevisen zu besinnen. Sätze wie: »Die Wehe ist wie eine Welle, kämpfe nicht gegen sie, versuche sie anzunehmen, auf ihr zu surfen« sind wie Strohhalme angesichts der Schmerzüberflutung, die einem den gesamten Körper zerreißt. Da die Geburtsvorbereitungskonzepte, Rezepte, Anleitungen während der Geburt nur sehr geringfügig helfen, greifen ihre bemühten Autoren nicht selten zu entschuldigenden Aussagen wie etwa: »Allgemein läßt sich sagen, daß negative Lebensläufe die Ergebnisse der psychologischen Geburtsvorbereitung verschlechtern.«[48] Damit ziehen sich die Geburtsvorbereiterinnen aus der Verantwortung, und wir wären wieder am Anfang, denn somit erscheinen alle aufrichtigen Mühen, auf das Ereignis Geburt vorzubereiten, als hilflose Placebos.

Das große Mißverständnis bei der Geburtsvorbereitung ist, daß Frauen darauf gepolt werden, sich die vielen Informationen und Übungen zu merken, um sicher an das Ereignis heranzugehen. In den vielen Gesprächen, die ich mit Hebammen führte, wurde aber deutlich, daß die wissende, die denkende, die informierte, die aufgeklärte Frau zu den ersten gehört, die geschockt darüber sein wird, daß, solange sie den Vorgang meistern will, ihr Muttermund geschlossen bleiben wird. Erst die quälende Übermüdung, die Verzweiflung, die Todesangst werden den Fortgang der Dinge wieder ermöglichen. »Je mehr man im Kopf hat, je mehr intellektuelle Gedanken da mitspielen«, beschreiben es Hebammen, »um so störungsanfälliger ist dieser Prozeß.« Die Selbstkontrolle steht der Frau demnach im Weg. Solange sie darauf pocht, die Geburt zu meistern, wird der Vorgang blockiert. Die Arbeit der Geburtsvorbereiterinnen wäre also sehr entfernt von dem, was der Vorgang zu fordern scheint. Die Geburtsvorbereiterinnen machen aus Schwangeren Wissende; die Hebammen arbeiten darauf hin, daß die Frau ihre Kontrolle aufgibt. Wie absurd erscheinen dann die erlernten Hecheltechniken! Die Frau, deren Selbstbewußtsein und Kritikvermögen ihr gesellschaftliches Avancieren garantierten, findet sich plötzlich in einer Situation, in der es geboten ist, den Verstand außen vor zu lassen. Und darauf sind Frauen nicht vorbereitet. Niemand, der sagte, lassen Sie bei der Geburt Ihre Vernunft vor der Tür und folgen Sie Ihren Instinkten. Welche Instinkte? Hier, plötzlich, Instinkte? Kopf-draußen-Lassen heißt also die Devise. Und so passiert es, daß absolut informierte und, atemtechnisch gesehen, sehr gut vorbereitete Frauen, wenn es soweit ist, vollkommen verloren sind. Und exakt an diesem Punkt erscheint der Tenor der Geburtsvorbereitung, der wohltuend und beruhigend wirken will, als reines Ablenkungsmanöver. Rückblickend erscheinen die Mühen der Vorbereitung auf die sanfte Geburt als verlogene Strategie, als perfider Betrug.

Sicher stellt sich die Frage, ob es überhaupt möglich ist, daß Frauen dies vorher verstehen. Da müssen ganz neue Wege und Strategien gefunden werden. Denn »der Schmerz ist nicht nur eine Empfindung, nicht nur ein Gefühl oder Affekt der Unlust, sondern gleichsam die Verletzung einer sittlichen Ordnung, in der wir als Person ruhen und die in unserer Person ruht.«[49] Darum gilt es Frauen eindringlich mitzuteilen, daß es sich bei der Geburt nicht um ein glückliches Ereignis, sondern um den extremsten Ausnahmezustand handelt, dem ein Mensch ausgesetzt sein kann.

12. Das Leben danach –
die Rückkehr in die Gemeinschaft

In verschiedenen Kulturkreisen Afrikas erhält die Frau nach der Geburt einen neuen Namen, weil sie durch die hinter ihr liegenden Ereignisse eine andere geworden sei, schreibt Irene Hardach-Pinke.[50]

Nach der Euphorie, in der trotz entsetzlicher Erschöpfung noch immer kein Schlaf gefunden wird, ist fast immer ein Stimmungsknick zu beobachten. In Frankreich »Babyblues« genannt, tritt ungefähr am dritten Tag die sogenannte »Depression post-partum« ein, kommen planmäßig die Tränen. Die harmloseste Irritation ruft sie hervor. Sie kommen wie von ganz allein, in Strömen, und sind begleitet von einem schwachen Selbstbewußtsein, der Angst, dem Ganzen nicht gerecht zu werden, oder einfach auch von diffusen Ohnmachtsgefühlen. Das Unbehagen erscheint unartikulierbar. Für Außenstehende ist dieses Phänomen dermaßen banal, daß ihm keine Beachtung geschenkt wird, außer daß permanent bekundet wird, dies sei alles »völlig normal«. Die unerbittliche Verharmlosung dieses Phänomens soll Sicherheit verschaffen. Wie schon erwähnt, schwanken die Zahlen über die Häufigkeit dieser Depression zwischen 70 und 90 Prozent. Die erhebliche Schwankung liegt daran, daß manche jeden depressiven Zustand der auf die Niederkunft folgenden Depression zurechnen, andere nur seine prägnanteren Formen. Die Hormone werden bemüht, um den Stimmungsabsturz zu erklären und somit auszuräumen. Allgemein wird ein harmonischer Prozeß beschworen. Die biologischen Störfaktoren, die diesen »eigentlich« harmonischen Prozeß begleiten, seien im Grunde Kleinigkeiten, bloße Symptome, die keinen Sinn ergäben. Bemerkenswerterweise kennen Frauen, die Frühgeburten haben, selbst wenn sie über das Ereignis sehr bewegt sind, diese spezifischen Tränen am dritten Tag danach nicht, obwohl die besagten Hormone sich auch bei einer Fehlgeburt wie nach jeder termingerechten Geburt verhalten. Diese typische Schwäche des Selbstbewußtseins bleibt aus. Wenn dagegen nach einigen Wochen Brutkasten die erleichterten Eltern ihr Kind abholen, wird nach etwa drei Tagen der spezielle Tränen-Knick auftreten. Noch eindrucksvoller scheint es sich bei Adoptionen zu verhalten. Hier findet nun gar kein Hormon-Orkan statt, aber am zweiten oder dritten Tag zu Hause tauchen die bekannten Symptome der nachgeburtlichen Depression auf: unkontrollierte Tränen, Traurigsein, depressive Stimmung, Talfahrt des Selbstbewußtseins. (Diese Beobachtungen stammen vom Team der Kinderpsychiater und Psychoanalytiker des Hôpital Antoine Béclère im französischen Clamart – 1994.) Wie läßt sich diese Frist von drei Tagen erklären? Um sich an eine Antwort heranzutasten, stellen Szejer und Stewart[51] einen möglichen Zusammenhang zwischen der Gewichtsabnahme des Kindes in den ersten Tagen und dem Eintreten der nachgeburtlichen Depression her. Dem Kind werde sozusagen psychisch sein Platz freigeräumt, so daß es nun wachsen darf, daher zunehmen kann. Ein leiser Prozeß von Ablösung kann hier gesehen werden. Das Kind sondiert, ob ein Platz für es vorgesehen wurde, und wenn es über Sprache, Hauch und Liebkosungen dies endlich vernimmt, »entscheidet« es, zuzunehmen. Die damit einhergehenden Tränen der Frau sind, in der Dezentrierung ihres Körpers, dessen neunmonatige Mitte nun »auswärts« gedeiht, das verwunderte Realisieren des Getrenntseins.

Die Vorstellung, nach der Geburt eines Kindes ein Stückchen von früher wiederzufinden, stellt sich für Frauen als ein Trugschluß dar. Sowohl physisch wie auch psychisch entsteht zu früher ein sehr distanziertes Verhältnis. Das »Davor«

rückt im Zeitempfinden unproportional weit weg. Das gerade gelebte »Davor« wird eine ferne Erinnerung an eine Zeit, in der man sich unschuldig wußte. Unschuldig im Sinne von arglos, versteht sich. Und in der Gegenwart besteht zur Zeit und zum Weltgeschehen vorerst ein distanziertes Verhältnis. In den ersten Wochen und Monaten – eigentlich in den drei ersten Jahren – erscheinen die einst alltäglichen Dinge – wie das bezeichnenderweise so häufig an dieser Stelle aufgeführte Zeitunglesen – als außerordentlicher Freiraum. Frauen nennen es kurioserweise Luxus. Und auch das seltene Zeitunglesen ist anders als zuvor. Zunächst scheint noch nicht einmal zuzutreffen, daß man Zeitung liest, weil man vielmehr sich selbst dabei beobachtet. Die Wahrnehmung scheint sich vom aktuellen Zeitgeschehen zu lösen. Die Mauer fällt, der Golfkrieg beginnt, der Ostblock zerbröselt, Escobar stellt sich den Behörden, in Bosnien werden Konzentrationslager entdeckt, Mandela wird Staatspräsident – zwischen diesen Nachrichten und der eigenen Wahrnehmung installiert sich eine merkwürdige Knautschzone, als würde einen einmal nur der Ton erreichen, das andere Mal nur das Bild. Ob die Zeitung aktuell ist oder eine Woche alt, stellt sich als nicht relevant dar. Im unmittelbaren »Danach« werden wir zum Zaungast. Dieses entrückte Verhältnis zum Rest der Welt verflüchtigt sich irgendwann langsam. Aber dann läßt sich konstatieren, daß sich die gesamte Sicht gewandelt hat. Der Auftrag »Kind« läßt alles andere geringer erscheinen. Große Visionen sind für die einzelne Frau vorerst in weite Ferne gerückt. Basisalltag und ein Stückchen berufliche Tätigkeit sind schon an und für sich ein Kraftakt. Was macht so einfache Dinge zum Kraftakt? Das permanente Schlafdefizit, die dauernd notwendige präzise Organisation, um wenigstens einen Funken eigene Interessen realisieren zu können, die ständige Verantwortung, die wie zu einem eigenen Körperorgan wird. Und da das ganze mit jener Emotionalität durchtränkt ist, die stetig – bewußt oder unbewußt – auf die eigene Kindheit Bezug nimmt, beuteln die einfachsten Gesten verständlicherweise die ganze Person.

Auf der physischen Ebene verläuft es ähnlich. Die Wunden und Nähte von Dammschnitt oder -riß heilen vor sich hin. Der Bauch nimmt langsam ab, der Uterus bildet sich zurück, das Angebot- und Nachfrage-Arrangement der Milch pendelt sich ein – und man möchte sagen, nichts ist wie vorher. An dieser Stelle erspare ich dem Leser alle nicht seltenen außerplanmäßigen Begleiterscheinungen des »Danach«. Unvorsichtig zu eng zusammengenähte Dammschnitte, die bald wieder aufgemacht werden müssen, ebenfalls unvorsichtig eingenähte Falten, die ebenfalls noch mal aufgemacht werden müssen, Inkontinenz, Brustinfektionen, usw. ... Aber nicht diese einzelnen »Begleitfürchterlichkeiten« sollen hier das Verständnis für die Änderung des »Danach« nahebringen. Sie sind es nicht. Gar nicht. Sie sind nur die Sahneverzierungen auf dem Satanskuchen. Nach dem Erdbeben, das die Geburt für den Körper darstellt, setzt ein Prozeß ein, in dem die Frau mit Körper und Psyche mühsam den Weg zurück zur Normalität sucht. Sicherheit ist angesagt.

Was wir als Mutterliebe bezeichnen, erscheint mir hier als der direkteste Weg zu einem Gefühl eigener Sicherheit – unbewußt in erster Linie für die Frau selbst. Das zarte Küssen und Kosen des Kindes kommt dem Lecken der eigenen Wunden gleich. Daher erhält diese direkte Neigung zum Kind unbewußt religiösen Charakter. Gerade dem Tod entronnen, ist es das eigene Überleben, das so seinen Ausdruck findet. Und deshalb wirkt die Frau hier unberechenbar. Die Unannehmbarkeit des Ereignisses Geburt wird massiv verdrängt, die totale Hingabe zum Kind deckt die eigene Verletzung zu. Es gibt den einfachen Mittelweg nicht. Die Roheit der Geburt hat einen entwaffnenden Charakter. Ein mütterlicher Altruismus setzt ein, und nun werden die psychischen Konsequenzen des spektakulären Ereignisses Geburt lebendig. Die Psyche befindet sich in einer Landschaft, in der das Meer sich noch nicht richtig vom Land getrennt hat, es plätschert noch alles übereinander.

In ihrer selbstlosen Mütterlichkeit scheint die Frau nichts für sich zu fordern, sondern besitzt dem Kind gegenüber die Bereitschaft, ohne Schranken und Reserven alles zu geben. Die ganz dem Kind zugewandte Mutterliebe entwickelt sich aber sozusagen nur scheinbar auf Kosten der Selbstliebe. Sie ist vielmehr Ausdruck einer Art Selbsthilfe. Das wäre eine Erklärung dafür, warum Mutterliebe in der Regel vorhanden ist, und ihr Wegbleiben eher die Ausnahme ausmacht. Die Entstehung der Mutterliebe ist neben allen be-kannten Faktoren, die sie begründen, der direk-teste Weg der Frau zurück zu sich selbst, und viel-leicht der einzige Rückweg des gefährdeten Ichs.

Auf diesem Weg stellen sich allmählich gegen-sätzliche Interessen ein, die es nebeneinander zu befriedigen gilt. Dabei das Gleichgewicht zu halten, ist der Hauptgrund für das ewige Ange-strengtsein neuer Mütter. Das stetige Gefühl, am Rande der totalen Überforderung zu stehen, be-steht aus jener Spannung zwischen den Interes-sen von Ich und zu beschützendem, gerade ge-wordenem Nicht-Ich. Bitte endlich mal nur für sich Zeit haben; und wenn es dann so eingerich-tet wird, nichts mehr mit dieser Zeit anzufangen wissen, weil dies natürlich eine nur künstlich ruhig gehaltene Insel im Sturm der neuen Umwälzungen ist. Unbedingt mal nur für sich »weggehen wollen«, und wenn es endlich organisiert ist, mit Herzklopfen davonlaufen und zwischendrin feststellen, daß man am liebsten zu seinem Kind möchte, um endlich wieder schwitzend nach Hause zurückzukehren. Die Zerrissenheit der ersten Wochen beschreibt den fragilen Weg, auf dem sich Weiblichkeit in dieser Zeit wiederfindet.

Die starken Regressionstendenzen, die Frauen dann häufig verspüren, sind bekanntlich ein Faktor, der Männer stark verunsichern kann. Die Mutter-Kind-Einheit, die ja nach der Geburt noch fortdauert, kann den Mann unterschwellig beunruhigen. Selbst wenn es ihn nicht gerade eifersüchtig macht, steht er außen vor, hat wenig Einfluß. Wenn er zu sehen glaubt, daß Säugling und Frau sich miteinander vergnügen, kann er sich ausgeschlossen fühlen. Dabei suchen beide vielmehr nach den eigenen Konturen. Das Kind schwankt bekanntlich auf dem schmerzhaften und anstrengenden Weg zur Autonomie zwischen dem Bedürfnis nach Verschmelzung, Trennungsschmerz, Trotz und Allmachtsphantasien; die Frau tastet sich an die einfachsten Dinge wie neu heran, als würde sie nach einem Sprachverlust das Sprechen neu üben; der Mann fühlt sich als unfreiwilliger Zuschauer und ist zugleich überfordert.

Häufig retten sich Männer aus diesem unsicheren Terrain in »sehr viel Arbeit«. Und gelobt sei hier ihre viele Arbeit! Denn sich auch noch ihrem Unbehagen stellen zu müssen, wäre für die Frau entschieden zu viel. Zugegeben, Männer haben in dieser Situation wenig begehbare Wege. Zwischen dem überlasteten Workaholic, der sich aus dem neuen Chaos ganz ausklinkt, und dem auf Knien kriechenden beurlaubten Vater sind wenig gesellschaftliche Bilder geboten.

An dieser Stelle können wir nun verstehen, warum ausgerechnet jetzt von Einsamkeit gesprochen wird. Die Realität des »Danach« ist weit entfernt vom warmen Zusammensein. In einem Interview drückte eine Frau es hart, aber unmißverständlich aus: »Und der Beschiß ist noch nicht mal die Geburt, es ist das, was dann kommt.« Gerade hier, wo die Träume, die den Stoff des Kinderwunsches webten, sich an Vorstellungen vom wohligen Zusammensein wärmten, ist der Stoff der Realität so grobmaschig geflochten – nichts scheint ferner zu liegen als die Familienidylle. Kurzum, das, was äußerlich als Entstehung der glücklichen Kleinfamilie angesehen wird, trägt so bedrohliche Züge, daß wir wiederum zu gut verstehen können, warum ausgerechnet dieser Ort von der Gemeinschaft mit soviel Sentimentalem und Selbstverständlichem vollgekleistert wird. Das »Alles wird gut« hat beschwörerischen Charakter.

13. Das Stillen – Alibi und Rettungsring

Das Stillen, das seit einiger Zeit wieder ganz hoch im Kurs steht und allgemein für äußerst erstrebenswert befunden wird, hat durch das idyllische Bild, das es mitschwingen läßt, eine unantastbare Stellung erreicht, so daß wir von Müttern, die nicht stillen möchten, inzwischen hören, wie sehr sie unter Legitimationsdruck geraten.

Eine Liga namens »La Leche« hat sich formiert, um das Stillen zu verbreiten und zu unterstützen. Es gibt eine nationale Stillkommission, Aktionsgruppen in zahlreichen deutschen Städten, eine »Arbeitsgemeinschaft Gestose-Frauen e. V.«, eine »Arbeitsgemeinschaft Freier Stillgruppen« (Bundesverband e. V.), die das Ganze koordiniert. Dieses Netz von Initiativen ist wiederum verbunden mit Organisationen in Straßburg (»Action pour l'allaitement«), Genf (»IBFAN Europa-Gifa«), Cambridge (»Baby Milk Action«), Luxemburg (»Initiative Liewensufank«), Amsterdam (»Wemos«). Diese Verbände sind ihrerseits wieder mit UNICEF und WHO (World Health Organization) verknüpft. Wenn wir untersuchen, welchen Stellenwert das Stillen bei uns einnimmt, zeichnet sich ab, daß die Interessen um das Stillen herum sich regelrecht als eine Lobby formiert haben, in der militant vorgegangen wird. »Angesichts der vielfältigen Einflüsse der Gesellschaft auf das Stillen ruft die Weltstillwoche 1996 Gruppen und Einzelpersonen, Regierungen, öffentliche und private Institutionen, Arbeitgeber und Medien auf, für den Schutz, die Förderung und die Unterstützung des Stillens aktiv zu werden.« (Aus: »Stillen: Die ganze Gesellschaft trägt die Verantwortung!« – Broschüre der Arbeitsgemeinschaft Freier Stillgruppen.) Es wird erörtert, wie stillfreundlich öffentliche Verkehrsmittel sind; in Schulen, Krankenhäusern, Restaurants sollen die Frauen sich stillend wohl fühlen. Alle Institutionen werden dazu aufgerufen, zum Stillen zu ermutigen. Stillen ist gesünder als nicht stillen, heißt es da, und es stärkt die Immunabwehr des Kindes während der ersten sechs Monate, es ist billiger, sicherer, praktischer, hygienischer, die Milch ist immer gut temperiert. Diese Lobeshymne auf das Stillen, die allgemeinen Beifall findet, leugnet viele Aspekte des Stillens, die sich als schwierig, komplex und ambivalent herausstellen. Erst einmal ist es nicht für jede Frau selbstverständlich, in der Öffentlichkeit zu stillen. Und einige werden feststellen, daß es ihnen herzlich egal ist, wenn Busfahrer sich daran nicht stören. Sie selbst wollen sich einfach nicht vor Fremden entblößen, dies ist ja sonst auch kaum üblich. Warum sollten sie an dieser forciert fröhlichen Freizügigkeit plötzlich Gefallen finden? Es erinnert an die Befreiungswelle der sechziger und siebziger Jahre, als jeder, der sich weigerte, nackt an Seen und Stränden zu baden, für offenkundig neurotisch und verklemmt befunden wurde.

In einer sensiblen psychoanalytischen Studie über Schwangerschaft und Geburt haben der Gynäkologe und Geburtshelfer Richard Stewart und die Kinderpsychiaterin und Psychoanalytikerin Myriam Szejer[52], beide aus Frankreich, zum Stillen eine Richtigstellung formuliert. Die Idee, daß eine gute Mutter ihr Kind stillen *muß*, schreiben Stewart und Szejer, ist, unabhängig von der Tatsache, daß Nichtstillen Schuldgefühle erzeugt, nicht ganz begründet. Erstens, weil es kein Modell der an und für sich guten Mutter gibt. Fast jede Frau ist für ihr Kind auf ihre eigene Art eine gute Mutter, und dies entscheidet sich nicht unbedingt am Stillen. Das angeblich wissenschaftlich fundierte Argument, womit der Vorteil des Stillens bewiesen zu sein scheint, ist umstritten. Um die Frauen zum Stillen zu bringen, hat man behauptet, es sei die einzige Möglichkeit, das Kind vor Infektionen zu schützen: dieser Theorie nach hat der Säugling von sich aus keine Antikörper. Wenn man ihm Muttermilch vorenthält, verweigert man ihm demnach die Möglichkeit, Antikörper zu bilden, da nur die Muttermilch ihm ermöglicht, diese zu bilden. Wer sollte sich nach einer so geschickten Konstruktion noch weigern, zu stillen?[53]

Dennoch ist die These wenig gesichert: Der Säugling ist Träger von Antikörpern, die er über die Blutbahn der Mutter erhalten hat, und er wird sie so lange haben, bis er, nach ungefähr drei Monaten, selber welche produziert. Wahrscheinlich trägt das Stillen dazu bei, die eigenen natürlichen Abwehrkräfte zu stärken, es gibt dafür aber keinen endgültigen Beweis. Zweifelsohne ist es die Intensität des Mutter-Kind-Verhältnisses, das Sicherheitsgefühl, das das Stillen vermittelt, das in der Tat gestillte Babys so zufrieden aussehen läßt, daß sie immer vorgeführt werden, um diese Form der Ernährung zu propagieren. Wenn auch das Stillen in vielen Fällen die einfachste und optimale Art der Säuglingsernährung ist, so muß man doch eingestehen, daß es nicht immer die beste Lösung darstellt. Es kann in anderen Fällen für Mutter und Kind eine Qual bedeuten, eine unglückliche und dramatische Erfahrung, aus der weder der eine noch der andere unversehrt davonkommen wird.[54]

Tatsächlich sind die Bedingungen, die für oder

gegen das Stillen sprechen, derart heikel, daß es uns, wenn wir Fall für Fall beobachten, wie es zur Brust oder zur Flasche kam, geradezu absurd vorkommen muß, darüber vorher zu entscheiden. Szejer und Stewart beschreiben eindrucksvoll den Balanceakt, der jedesmal stattfindet, wenn über die Art der Ernährung des Säuglings entschieden wird. Heute wären Frauen eher aufzufordern, ihre Wahl für oder gegen das Stillen danach zu treffen, ob sie sich selbst in ihrer Entscheidung genügend Achtung geschenkt haben. Denn zu oft folgen Frauen mehr oder weniger bewußt eher dem, was der Arzt, die Mutter, die vorherrschende Meinung vorgeben. Es kann vorkommen, das das Kind bei der Mutter eine Anspannung verspürt, es wird vielleicht die Brust nicht mehr mögen und sich somit zum Vertreter des verborgenen Wunsches der Mutter machen und sie so endlich erlösen. Die Komplexität der zusammenspielenden Faktoren gebietet es, lieber leise zu sein, damit die Frau ihren eigenen Wunsch hören kann. In dieser Perspektive sind die dröhnenden Töne der Still-Bewegung eher störend als produktiv.

Denn auch künstliche Nahrung kann sehr liebevoll verabreicht werden. Auch mit Flaschennahrung kann die emotionale Bindung von Mutter und Kind stabil, lustvoll und stärkend sein. Und Stillen kann sehr anstrengend sein, sei es aus Unsicherheit, Unerfahrenheit oder schierer Abwehr der Mutter. Immer wieder haben Studien darauf hingewiesen, daß Jungen liebevoller und länger gestillt werden als Mädchen. Die Gründe hierfür liegen bekanntlich in verdeckten psychosexuellen Ambivalenzen des Mutter-Tochter-Verhältnisses. Sicherlich kann auch ohne jegliche Einfühlsamkeit mit der Flasche gefüttert werden. Die Pro-Still-Bewegung ist der Überzeugung, daß durch das Stillen, und nur durch das Stillen, Urvertrauen, kosmisches Wohlsein des Säuglings, innige Bindung zu der Mutter usw. vermittelt werden können. In einer Zeit, in der den Frauen sehr zum Stillen geraten wird, sollte nicht übersehen werden, daß damit subtile Komponenten verknüpft sind, die das Leben nach der Geburt auch für das Paar sehr beeinträchtigen, obwohl sie zunächst einmal nicht sichtbar sind. Das Bild der stillenden Mutter ist kulturell sehr tief verankert – ein Totem. Daran zu rütteln, ist fast unmöglich. Und da dieses herrschende Bild mit einer Erwartung, einer unausgesprochenen Forderung an Frauen in Verbindung gebracht wird, setzt es, schon bevor Frau und Kind sich richtig kennenlernen, Frauen unter Druck. Ich konnte beobachten, wie eine Frau, die wegen Infektionen nicht stillen konnte – obwohl sie es unbedingt wollte – permanent von Klinikpersonal angesprochen wurde, ob sie es nicht trotzdem versuchen möchte. Es wurde ihr unterstellt, sie wolle es nicht wirklich, was ja vielleicht unbewußt auch so war. Jedenfalls wurde sie damit nicht in Ruhe gelassen.

Zunächst einmal kann es nach der Geburt ein paar Tage dauern, bis die Milch »einschießt«. Dies wird häufig von Schmerzen begleitet, was dazu führt, daß Frauen, die mit Schmerzen durch die Geburt mehr als bedient sind, an diesem Punkt oft das Stillen komplett aufgeben. Geduld und Nachsicht der Frau sind gerade dermaßen überstrapaziert worden, daß zusätzliche Forderungen an den Körper richtiggehenden Zorn hervorrufen können. Zuviel ist zuviel. Die Schmerzen, die das Aufkommen der Milch meist begleiten, gehören zum normalen Stillbeginn. Mit dem Hochkommen der Milch schwellen die Brüste gewöhnlich so immens an, daß jede Entbindungsstation als ein Schlaraffenland für Russ Meier erscheint. Und diese Riesenbrüste fühlen sich vorerst wie Fremdkörper an. Mit dem Saugen des Kindes an der Brust spürt man im Unterleib ein leichtes Ziehen: Die Gebärmutter bildet sich zurück. Der Körper erscheint hier erneut wie eine phantastische Maschine. Darauf folgen Tage, in denen sich die Milchproduktion dem Bedarf des Kindes anpaßt und genialerweise tatsächlich eine Regulierung eintritt.

Das Stillen verlängert die Schutzzone, die die Schwangerschaft geschaffen hat. Es macht aus der Frau in vielerlei Hinsicht eine Unberührbare. Moralisch, sozial, medizinisch, juristisch schützenswert. Der Vorgang, der spontan immer Analogien zur Tierwelt weckt, etabliert ein Stück Weiblichkeit als animalische Gebundenheit. Der Mythos der stillenden Mutter beruht auf der uralten Mystifikation, die die Natur als entscheidenden Hintergrund für Geschichte versteht. Mit Roland Barthes[55] möchte man daran erinnern, daß der populäre Humanismus gleich unter dem Mantel der Geschichte eine universelle menschliche Natur vermutet und so der Natur ihre Geschichte abspricht, um uns an unauslöschbare Instinkte glauben zu lassen. So lauert hinter dem idyllischen Bild der stillenden Mutter die gar nicht neue Vorstellung von der weiblichen Natur und versucht sich der Weiblichkeit zu bemächtigen. Konkret bedeutet das Stillen eine permanente physische Abhängigkeit von Frau und Kind. Die Frau darf sich buchstäblich nicht vom Kind entfernen, denn sie ist unersetzlich. Das Kind wird wie ein Körper-Satellit erlebt. Das Stillen bedeutet die totale körperliche Verfügbarkeit der Frau, in der zunächst ihre Selbstbestimmung über den eigenen Körper verloren geht. In anderen westlichen Ländern bekunden Frauen unbeschwert, daß sie sich nicht in eine derartig tyrannische Bindung begeben möchten, und begründen so, daß sie nicht stillen möchten. In der Bundesrepublik scheint in breiten Kreisen diese Unbeschwertheit derzeit nicht möglich. Sie wird hier als eine Provokation eingestuft. Trotz der hohen Umsätze der Babynahrungskonzerne berichtet jede Mutter entweder stolz, daß sie stillt, oder wie gern sie es getan hätte, als sei dies ein Barometer der Mutterliebe. Die Furcht, nicht als hingebungsvolle Mutter zu gelten, erzwingt ein ständiges Plädoyer für das Stillen.

Was die absolute körperliche Verfügbarkeit fordert, wird dabei ausgeblendet. Vom mütterlichen Heiligenschein weit entfernt, beeinflußt die leibliche Verbindung zum Kind erheblich das Körpergefühl und die Sexualität der Frau. Das Stillen begründet im Kleinfamilien-Dreieck die Trennung von Frau und Kind vom Mann. Meist stellt sich im Alltag der stillenden Frau ein dauerhaftes Gefühl von Erschöpfung ein, das zuerst einmal, von den anderen Aspekten abgesehen, Ausdruck dessen ist, wie sehr das Stillen den Körper auszehrt. Die Unentbehrlichkeit der stillenden Frau verschärft das Ausgeschlossensein des Kindsvaters. »So wie besonders für die Frau mit der Beziehung zum eigenen Kind die Beziehung zur eigenen Mutter heftig wiederbelebt wird, wird für Mann und Frau, und eben auch besonders für das Paar, die Dreierbeziehung der eigenen Kindheit wiederbelebt. Je konflikthafter diese war, desto schwieriger wird auch die Bewältigung der eigenen Elternschaft. Der weibliche Körper ist sozusagen geteilt in einen stillenden, reproduktiven, oralen Teil und einen genitalen. Es bedarf einer großen Integrationsleistung besonders der Frau, die Einheit des Körperlebens herzustellen und das gleichzeitige Neben- und Miteinander ihrer sexuellen und reproduktiven Geschlechtlichkeit zu gewinnen. Diese Problematik ist meines Erachtens in den letzten Jahren unter dem Primat des Stillens weitgehend verleugnet worden«, schreibt Barbara Fervers-Shorre.[56] Es kommt hinzu, daß jene Frauen, deren Sexualität schon vor der Geburt nicht gerade befriedigend war, im Stillen eine Gelegenheit sehen werden, um sich dem Mann zu entziehen. Hier dient das Stillen als willkommenes Alibi. Das Stillen, das häufig mit nächtlichem Aufstehen einhergeht, liefert dem Paar unter dem Vorwand, »daß wenigstens einer gut schläft« einen Grund, die Betten zu trennen. Das führt meistens dazu, daß die Kinder wie Kletten an ihren Müttern kleben. Und für das Kind ist der Weg zurück ins eigene kalte Bett bekanntlich zäh und schmerzvoll – ganz abgesehen von den psychischen Verwirrungen, die es stiftet, dem Kind einzuräumen, daß es seine Eltern trennt.

Stillende Frauen treffen sich in Gruppen, die in Gesundheitszentren oder kirchlichen Einrichtungen als Still-Treffpunkte eingerichtet werden – wie

Volkshochschulkurse! Dort packen sie ihre spen-
defreudigen Brüste aus. Der madonnenhafte Mythos, der den Frauen durch das Stillen verliehen
wird, sucht Bestätigung. Unsicher und verletzlich
kriechen die Frauen hier langsam aus ihrer Iso-
lation heraus. Die Kinder sind zwischen drei Wochen und sechs Monaten alt. Im Gymnastikraum
werden auf Matten und Decken die Würmchen
ausgerollt. Jede kniet vor ihrem Kind, leise, be-
scheiden. Die Mütter erscheinen hier ähnlich hilflos wie die Kleinen. Man sieht sie fast zittern. In
den Gesichtern kann man die neu gewonnene
Zartheit ablesen. Hell, blaß, scheu. Sie stellen zaghaft Fragen, und die Kursleiterin, eine sportliche
dreifache Mutter, lobt, redet zu, macht Mut,
spricht sanft, betont, wenn Unsicherheit bekundet wird: alles sei normal. Der dazu gereichte
Früchtetee unterstreicht den spartanisch-from-
men Charakter der Runde.

Im besten Fall in ein paar Wochen wird auch
diese zittrige Unsicherheit sich verflüchtigen.
Neue Bindungen zu anderen Frauen sind gewon-
nen. Sagen wir mal, den Kindern geht es gut. Die
Mutter hingegen bewegt sich jetzt in einer Art
Küchenatmosphäre, die das Selbstverständliche
betont. Als Krönung dieser dubiosen Gemütlich-
keit fehlt nur der Geruch von Zwiebelresten im
Spülwasser. In der Verlogenheit, die in dieser
Selbstverständlichkeit mitschwingt, richtet sich

die Frau nach der Geburt einen Zufluchtsort ein, in dem eine Sabotage aller Errungenschaften der Frauenemanzipation stattfindet – eine sensationelle Flucht nach vorn. Das Stillen wird zu einem gekonnten Ablenkungsmanöver, das noch mal eine Gelegenheit bietet, das Betrogenheitsgefühl zu torpedieren.

Unabhängig ob sie stillt oder nicht, wird während der letzten Visite vor dem Verlassen einer Klinik die Frau nach ihrer Verhütung gefragt. Manche Frauen reagieren entsetzt auf diese Frage, dermaßen fern erscheint ihnen momentan die Vorstellung von genitalem Verkehr. Der Spielraum, in dem sexuelle Lust erwacht, ist vorerst nicht vorhanden.

Und die Männer, die bei der Geburt das verletzte weibliche Geschlecht anstarren, an dem nicht selten Schnitte vorgenommen oder Risse sichtbar werden, sind vermutlich vorerst ebenfalls bedient. In Interviews mit frischgebackenen Vätern zeigte sich, daß die Angst, die Frau »erneut« zu verletzen, die Männer in ihren phantasierten sexuellen Wunschvorstellungen weit von ihr wegführt. Das Muttersein der Frau plus ihre sexuelle Unberührbarkeit, weil »es erst mal heilen muß«, rückt sie in eine Stellung, die jener der Mutter des Mannes nahekommt: Ein Inzesttabu entsteht hier erneut. Und mit dieser unbewußten Einstellung spricht der Mann der Frau Wollust, abgründige Phantasien, sexuelle Neugier und Gier ab. Andererseits verstehe ich endlich, was junge Männer meinen, wenn sie junge Mütter besonders anziehend finden. Die Vorstellung, eine junge Frau, die Mutter ist, zu verführen, rührt hier direkt an ein Tabu – und Tabus steigern bekanntlich die Lust.

Frauen bekunden an dieser Stelle eine fromme Selbstgerechtigkeit und nehmen in dieser Konstellation eine scheinbar überlegene Position ein. Eine heimliche Verlogenheit flicht sich in den Alltag ein. Heimlich, weil unsichtbar und schwer zu verbalisieren. Das ist der Stoff, von dem Paare nach der Erfüllung ihres Kinderwunsches gebeutelt werden. Viele bleiben bekanntlich auf der Strecke. Die Gemeinschaft schüttelt den Kopf, wenn die Risse nach außen sichtbar werden. Die Schlachten, die sich dann rasant entfachen – binnen Tagen werden Anwälte und Behörden eingeschaltet –, verraten, wieviel Widerstand in Schach gehalten wurde.

Michel Odent, jener naturverbundene Arzt und Geburtshelfer, der vor allem Frauen in Geburtshäusern unterstützt, geht so weit, daß er dezidiert das Stillen für nicht vereinbar mit Monogamie hält. Er scheut die Analogien mit der Tierwelt nicht und bittet das »Säugetier Mensch« – damit meint er seine Leser –, seine Arroganz abzulegen. In seinem Bericht über die unterschiedlichen Reaktionen auf seine Thesen kommentiert er beispielsweise seine Resonanz in Frankreich folgendermaßen: »Es ist unter vielen französischen Intellektuellen selbstverständlich, das menschliche Phänomen als das zu betrachten, was uns vom restlichen Königreich der Tiere unterscheidet, und die Tiefe, in die unsere Wurzeln reichen, zu ignorieren.«[57] Provokativ führt er vor, daß in Schweden, wo 60 Prozent aller Babys im Alter von sechs Monaten noch gestillt werden, die Rate der Ehescheidungen bei etwa 50 Prozent liegt[58]. Und er fügt hinzu, daß es in den meisten Fällen im ersten Jahr nach der Geburt zur Scheidung kommt. Er zählt verschiedene Kulturen auf, in denen das jahrelange Stillen von Kindern nur durch polygame Gesellschaften ins Gleichgewicht der Gemeinschaften paßt. Die Vergangenheit und die sogenannten Naturvölker verherrlichend, schwärmt er von fernen Kulturen, in denen die Frauen, die jahrelang stillen, bei ihren Kindern schlafen, »oft drei, fünf oder auch noch mehr Jahre. Sexuelle Beziehungen sind während eines großen Teils der langen Stillzeit normalerweise verboten. Tatsächlich wird häufig eine Trennung der Geschlechter herbeigeführt, die während der Schwangerschaft beginnt. Die Mutter kehrt erst wieder zu ihrem Gatten zurück, wenn das Baby ein bestimmtes Alter erreicht hat, welches je nach Kultur verschieden ist. Häufig wird die Wiedervereinigung mit einem Fest gefeiert.«[59]

Recht hat Odent zweifelsohne, wenn er in unserer Gesellschaft in der Zeit nach der Geburt eine Krisenphase diagnostiziert. Und daß diese konfliktbefrachtete Strecke unser Ideal der Kleinfamilie angreift, ist gewiß.

14. Die Sexualität nach einem Kind – der langsame Weg aus der Betäubung

In einigen Kulturen ist sexueller Verkehr während der Schwangerschaft verpönt und wird als gefährlich angesehen, in anderen wird er geradezu empfohlen, weil das Sperma zum Gedeihen des Kindes beitrage, heißt es. Einige glauben sogar, daß häufiger Verkehr zum Ende der Schwangerschaft die Geburt erleichtern wird. Mit ihren Geboten und Verboten zeigen diese Sitten, daß Schwangerschaft immer die Sexualität tangiert und verändert. »Als würde das Kind, indem es im Bauch seinen Platz einnimmt, stetig seine Erzeuger an seine Herkunft erinnern.« (Szejer, Stewart)[60]

Es gibt viele Frauen, bei denen die Sexualität nach einem Kind eine viel geringere Rolle spielt als zuvor. In den Interviews, die ich mit Frauen führte, erwies es sich zunächst einmal als sehr schwer, dieses Thema überhaupt anzusprechen. Meist wurde lakonisch gesagt, es sei schwierig, »allein schon wegen der Müdigkeit«. Häufig wurde in dieser Hinsicht fast nostalgisch von früher erzählt, hinzugefügt »hoffentlich kommt es einmal wieder«. Dies sind aber keineswegs Hilferufe, sondern eher Feststellungen, die geflüstert werden. Dazu muß ich vorwegschicken, daß die Frauen, die bereit waren, über ihre Sexualität zu sprechen, Kinder im Alter von zwei bis drei Jahren hatten. Die meisten von ihnen hatten seit eben zwei oder drei Jahren so gut wie keine Nacht durchgeschlafen. Ausgehend von diesen Informationen kommt man sich fast sadistisch vor, sie nach ihrer Sexualität seit der Geburt des Kindes zu befragen. Kaum eine Frau erzählt von rasch zurückkehrender Lust. Die Unbeschwertheit, bis hin zum Integrieren von Spielen mit der Milch in sexuelle Aktivitäten, ist eher die Ausnahme. Meinen Beobachtungen nach dauert es in der Regel um die vier Jahre, bis die unbeschwerte sexuelle Lust zurückkehrt. Insofern muß man in Gesprächen zur Sexualität »danach« immer das Alter des Kindes berücksichtigen. In »Protokollen zu Lust und Unlust nach der Geburt«[61] hat sich Christiane Hotfilter-Menzinger detailliert die Sexualität nach der Geburt vorgeknöpft. Durch die Dokumentation, die sie zusammengetragen hat, gewinnen wir den Eindruck, daß fehlende Lust nach der Geburt eines Kindes eher die Regel ist. Der Grundtenor der Berichte zeugt von einem Desinteresse an Sexualität.

Dort berichten erschreckend viele Frauen, wie sie »mit sich schlafen lassen«. Hier ein paar Kostproben:

»Ich möchte eine Sexualität, in der es nicht immer dazu kommt, daß wir miteinander schlafen.«

»Nur noch morgens von sechs bis sieben oder nachts von zwölf bis eins Lust haben dürfen – das kann ja gar keinen Spaß machen.«

»Ich habe mit ihm geschlafen, weil ich Angst hatte, daß er sich von mir abwendet.«

»Wie oft denke ich, ich bin wirklich einsam und verlassen mit meiner komischen Sexualität.«

»Zuerst hat er gesagt, es ist in Ordnung, wenn du nicht willst. Doch bald fing er an mich zu bedrängen.«

»Ich wußte die ganzen Jahre nicht, was es heißt, Lust zu haben.«

»Ich kann viel durch die Kinder kompensieren, was die Zärtlichkeit und Nähe angeht.«

»Wenn ich mit ihm geschlafen habe, so habe ich das oft aus einem Gefühl des Verständnisses für ihn getan.«[62]

Beunruhigend ist an diesen Bekenntnissen vor allem die oftmals unbewußte Resignation, mit der Sexualität abgeschrieben wird, um an ihrer Stelle die kompensierende Nähe und Wärme zu den Kindern zu nennen. Grob zusammengefaßt, stören sich Frauen wenig daran, zu sagen: »Was brauche ich die Sexualität mit dem Mann, ich habe doch den Körperkontakt zu den Kindern!« Eher beiläufig wird erwähnt, daß die Sexualität keine Rolle mehr spiele. Die Einzigartigkeit als Mutter, ihre Unaustauschbarkeit für das Kind oder die Kinder verleiht offenbar ihrer Zuneigung einen so intensiven Charakter, daß sie die Bindung zu einem Mann verblassen läßt. »Sinnlichkeit und Wunsch nach körperlicher Nähe werden im großen Maße in der Beziehung zu dem Kind befriedigt.«[63]

Eine Mutter formuliert es besonders deutlich: »Durch das Stillen hatte ich auch keine Lust auf Körperkontakt mehr. Es gab kaum das Bedürfnis, mit dem Partner zusammenzusein. Ich schmuse schon sehr viel mit meinem Sohn und er mit mir ... Durch das Schmusen mit dem Kind bin ich emotional abgedeckt.« In vielerlei Hinsicht erscheint mir dieser Punkt brisant. Zum einen räumen die Frauen ihren Kindern einen Platz ein, der über die Kompetenzen von Kindern entschieden hinausgeht. Dabei ist weniger bedenklich, daß der Mann zeitweise eine geringere Rolle einnimmt als je zuvor; daß aber die sexuelle Beziehung an Bedeutung verliert, weil die Wärme der Kinder den Bedarf der Frauen »abdeckt«, ist höchst fragwürdig. Die Verschiebung, die Frauen dort vollziehen, stellt einen gravierenden Fehler im Umgang mit dem Kind dar, dem damit unbewußt seine Autonomie verweigert wird. Vor diesem Hintergrund scheint um so fragwürdiger zu sein, wie bereitwillig körperliche Berührungen von Erwachsenen und Kindern ins Zwielicht sexuellen Mißbrauchs gerückt werden, wie schnell Mütter bekanntlich strenge Bestrafung fordern, wenn sie nicht gar flott die Todesstrafe für angebracht halten. Sie selbst legen aber offen, wie die emotionale Nähe, dieser warme Strom, der von Kindern ausgeht – das Kosen, Küssen, Schmusen –, ihre Sexualität mit erwachsenen Männern in den Schatten stellt. Es stellt sich für mich die Frage, ob an dieser Stelle unbemerkt eine Verschiebung von Interessen stattfindet, während in der scheinbar unantastbaren Nische von Mutterliebe ein eklatanter Übergriff von Müttern seinen Lauf nimmt. Wie die militanten Parolen zum Stillen auch, stellt dieser Übergriff ebenfalls ein raffiniertes Ablenkungsmanöver dar: Nach dem angeblichen Höhepunkt des weiblichen Lebensentwurfes kommt das schwarze Loch. Nur sind in diesem Fall zahlreiche wohlwollende Wegweiser aufgestellt worden, mit denen die Gemeinschaft schützend bemüht ist, Normalität zu bezeugen, das Befremdliche zu bannen. Bemerkenswerterweise sind Frauen die ersten, die sich lauthals selbst bescheinigen, daß alles »normal« sei. Das Akulturelle der Geburt wird von der Gemeinschaft ignoriert.

Geburt ist antipodisch zur Sexualität. Sie zerstört das Geschlecht und erschüttert die Psyche. Sie erfordert eine behutsame Rekonvaleszenz.

Für diejenigen, die das Untertauchen im »Danach« insgeheim schon immer als Durchgangsstadium empfanden, erfolgt irgendwann ein beeindruckendes Erwachen. Ein bestimmter Grad an Selbständigkeit des Kindes kennzeichnet das langsame Ende der Rekonvaleszenz. Dann scheinen viele Frauen wahrhaftig aus einem mehrjährigen Winterschlaf aufzuerstehen. Schöner denn je, weisen sie ein Selbstbewußtsein auf, das jeden Funken von Zweifel im Keim erstickt. Ein kristallklarer Blick läßt diese jungen Frauen – inzwischen meist um die dreißig – nun tatsächlich als kraftvoll erscheinen.

15. Der Wunsch nach dem zweiten Kind – von der örtlichen Betäubung zur Vollnarkose

Gebrannte Kinder fürchten das Feuer. Dieses Sprichwort, das in bezug auf Schmerzerlebnisse oftmals treffend menschliches Verhalten erklärt, trifft in bezug auf Geburtsschmerzen nicht zu. Keine noch so intensive Schmerzerfahrung schützt die Frau davor, wieder schwanger zu werden – und das in einem Zeitalter, wo sichere Verhütungsmittel frei zur Verfügung stehen. Wenn wir Frauen fragen, was sie zum Wunsch nach einem zweiten Kind bewogen hat, antworten sie sehr häufig: »Ist doch praktisch, alles in einem Aufwasch!« Bei diesem Satz möchte man kurz die Luft anhalten. Aus welchem Stoff sind diese Frauen, die ihren Körper mit einem Pragmatismus behandeln, der eher beim Großeinkauf im Supermarkt angebracht wäre? Die Grobheit sich selbst gegenüber, die in diesem »Aufwasch« zutage tritt, stellt einen Schutzschild dar, hinter dem Frauen – mehr oder weniger bewußt – entschieden ihre Interessen verfolgen.

Von 1976 bis 1981 wurde eine Untersuchung über »Motive von Müttern für oder gegen ein zweites Kind«[64] durchgeführt. Das Erkenntnisinteresse verdankte sich allerdings dem stetigen Rückgang der Geburtenrate seit Mitte der sechziger Jahre. In dieser Studie wurden Frauen befragt, die selbst in den fünfziger, sechziger Jahren aufgewachsen waren und die sich häufig noch selbst an die materiellen Mängel dieser Zeit erinnern, so daß für sie finanzielle Sicherheit im eigenen Lebensentwurf eine ziemlich große Rolle spielt. Die Bewertung des Lebens der eigenen Mutter beeinflußt massiv die eigenen Pläne. Die überwiegende Mehrheit der befragten Frauen beschreibt die eigene Mutter als zu aufopfernd, zu abhängig, zu altmodisch, zu familienorientiert und plant entsprechend ein bequemeres, freieres, schöneres Leben. Die Frauen lösen sich offenbar von negativen Vorbildern. Obgleich sie anders als ihre Mütter nur sehr bedingt Familie als ihre Perspektive ansehen und Autonomie und Selbstbehauptung eine vergleichsweise hohe Bedeutung einnehmen, scheint dies den Wunsch nach einem zweiten Kind wenig zu beeinflussen. Im Hinblick auf den Wunsch nach einem zweiten Kind erscheint auch die Erfahrung von Schwangerschaft und Geburt kein eindeutiger Indikator zu sein. Die Frauen, die andere Gründe gegen ein zweites Kind vorbringen, sagen schließlich auch, daß die

Erfahrung der ersten Entbindung sie möglicherweise davon abhalten würde, aber dieses Argument wird in dieser Studie als »Zusatzargument« gewertet. Dagegen benutzen jene Frauen, die kein weiteres Kind wünschen, häufig dieses Argument. Dafür taucht es bei denen, die sich ein zweites Kind wünschen, in einer brachialen Art und Weise auf. Negative bis schreckliche Geburtserfahrungen werden zum Beispiel folgendermaßen erinnert: »Ich habe es einmal überlebt, also werde ich es ein zweites Mal überleben.«

Frauen, die ich 1996 zum Wunsch nach dem zweiten, gar dritten Kind befragt habe, wünschten sich vor allem eine richtige Familie. Es kommen Bilder auf, die an idealisierende Gemälde oder Filmstimmungen erinnern: Der große runde Tisch, an dem alle zusammensitzen, die Turbulenz, die Vitalität, das Drunter-und-Drüber, das Südländische. Fülle schaffen, Wärme realisieren, die Vision eines wohligen Chaos. Die Existenz mit Lärm vollstopfen.

Wenn das erste Kind selbständige Gesten und Schritte unternimmt, löst es zugleich unwiderruflich ein Universum, die Mutter-Kind-Diade, auf. Die symbiotische Bindung löst sich auf, und in den ersten beiden Jahren trägt das Kind Siebenmeilenstiefel, die es von der Mutter wegführen. Der Raum, in dem die Frau in inniger Nähe ihre exklusiven Zwiegespräche mit dem noch nicht sprechenden Kind führte, löst sich auf, und das wird von ihr als Verlust wahrgenommen. So sehr Frauen die Fortschritte ihres Kindes feiern mögen, so schmerzhaft ist doch der Verlust einer Nähe, die in der völligen Abhängigkeit voneinander ihre lustvolle Seite fand. Auf dem Feld dieses Verlustes entsteht der Wunsch nach dem zweiten Kind, das Verlangen, eine exklusive Wärme zu verlängern. Der Preis dafür ist hoch. Die Verlängerung der genußvollen Seite, diese einzigartige Kommunikation, das stille, geheimnisvolle Einvernehmen mit dem eigenen Kind, dieser exklusive Bann, der die Säuglinge an ihre Mütter bindet, ist zugleich die Ursache der sozialen Isolierung der Frauen. Wenn schon bei einem Kind die Anstrengung, Anschluß an den Rest der Welt zu halten, erheblich war, so stellt der Schritt zum zweiten oder gar zum dritten Kind eine um so längere Zurückstellung der eigenen Person dar. Dafür aber wächst das Ansehen, die Anerkennung als Mutter.

MITSPIELER UND VERRÄTER

16. Von Hexen und Quacksalbern – das historische Tauziehen

Als die Behörden in den großen Städten begannen, die Ausbildung von Hebammen zu reglementieren, mußten Frauen, die diesen Beruf anstrebten, »vor ihrer offiziellen Bestellung Proben ihrer Kunst nachweisen«. Sie wurden von erfahrenen Hebammen ausgebildet. Man nannte diese Frauen »Stuhlweiber«, weil sie den Hebammen den Gebärstuhl hinterhertragen mußten. Die als Hebamme anerkannte Louise Bourgeois, Frau eines Chirurgen und Autodidaktin in Sachen Geburtshilfe, hielt 1598 in drei Bänden ihre Beobachtungen fest, die verschiedene kritische Momente erstmals erwähnen (Nabelschnurvorfall, Gesichtslage, Armvorfall, Lösungen zur Nabelschnurumschlingung).[65] Marguerite Du Tertre, im Hotel Dieu in Paris tätige Hebamme, präsentierte 1674 ihr Lehrbuch an der medizinischen Fakultät. Zur gleichen Zeit verfaßt in Deutschland die »Chur-Brandenburgische Hoff-Wehe-Mutter« Justina Sigmundin in Frankfurt an der

Oder ebenfalls ein Lehrbuch für Geburtshilfe und legt es 1690 auch an der medizinischen Fakultät vor. Sigmundin ist »die erste, die bei Schädellage die verschiedenen Stellungen des Hinterhauptes berücksichtigt«. Sie führt einen komplizierten Griff ein, der in die Medizingeschichte als »doppelter Handgriff der Sigmundin« eingeht. Ihr Werk »war ohne Zweifel das beste Lehrbuch seiner Zeit und blieb fast ein Jahrhundert lang die Hauptquelle, aus der alle deutschen Hebammen und sehr viele Ärzte schöpften«[66]. Bis 1752 wird es mehrfach verlegt. Möglicherweise gehören diese Schriften zu den ersten von Frauen veröffentlichten Büchern überhaupt.

Auf dem Gebiet geburtshilflicher Lehrbücher jedoch stellen die erwähnten drei Autorinnen Ausnahmen dar, denn diese Werke sind bizarrerweise in der Regel immer von männlichen Autoren verfaßt worden. »Unter öffentlicher Autorität« erscheint in Berlin 1786 »Hagen's Hebammenkatechismus«. 1798 folgt die »Anleitung zur Geburtshilfe für die Hebammen aus dem Glogauschen Kammerdepartement«. Es folgen noch einige amtliche Schriften, bis wir 1810 auch das erste vollständige Handwörterbuch für Hebammen vorfinden. Die Einrichtung amtlicher Lehrbücher über das, »was sie in einzelnen Fällen thun darf, und was sie wissen und thun muß«, waren die ersten Schritte, den Beruf der Hebamme in rechtsgeschützte Bahnen zu führen. Denn wie es in der Vorrede dieses ersten Lehrbuches heißt, »bei entstandenen Unglücksfällen und bei gegen sie erhobenen Klagen konnte oft ihre Unschuld sowenig, als ihre Strafbarkeit nachweislich gemacht werden«[67].

Zweifelsohne läßt sich rekonstruieren, daß die Geschichte der Institutionalisierung der Medizin die Hebammen zur Seite geschoben hat. In der feministischen Literatur wird der Bedeutungsgewinn der männerbeherrschten medizinischen Wissenschaft als schiere Schlacht verstanden – Quacksalber gegen wissende Frauen –, aus der das männliche Machtmonopol unversehrt als Sieger hervorgeht, während die weisen Frauen ohnmächtig auf der Strecke bleiben. Doch der Sieg der Ärzte ist lange vor der Entwicklung moderner Technologie gesichert gewesen. Das Tauziehen zwischen Hebammen und Ärzten, das sich durch die Geschichte hindurch abzeichnet, läßt sich dennoch nicht geradlinig erzählen. Denn die soziale Bedeutung von Hebammen hing auch immer vom übrigen politischen Klima ab. Historisch gesehen liegt dem Bedeutungswechsel der Hebammen bemerkenswerterweise immer eine Verschärfung von Repression oder ein Klima zunehmender Liberalisierung zugrunde. So lassen sich in Zeiten absolutistischer

Machtansprüche von Kirche und Staat Hoch-
konjunkturen von Verfolgung verzeichnen, in denen die Frauen aus den unabhängigen Heilbe-
rufen vertrieben wurden. Die von der Obrigkeit
als Hexen stigmatisierten Frauen wurden durch
Terrorkampagnen wahnhaft verfolgt. Zwischen
dem 13. und 18. Jahrhundert kulminieren diese
Schreckensfeldzüge in zahlreichen Hinrichtun-
gen. Auch die Reformatoren zeigten sich nicht
gerade frauenfreundlich. 1591 diskutieren in Wittenberg lutherische Theologen, ob die Frau ein
Mensch sei. Und in Wittenberg erschien noch
1672 »Femina non est homo« (Die Frau ist kein
Mensch), eine reformatorische Schrift. Die Hebamme, die in den Haushalten ein und aus ging,
respektiert wurde und durch ihre »weise« Stellung immer auch einen gewissen Einfluß besaß,
war mehr oder weniger auch der Kirche ein Dorn
im Auge. Ihrem Wissen wurde bedrohliche Heim-
lichkeit unterstellt, so daß ihr in den repressiven
Zeiten immer auch eine Nähe zu Satan zugeschrieben wurde. Der Hexencharakter, der Heil-
praktikerinnen vor Gericht unterstellt wurde,
enthüllt zugleich die machtzentrierten Interessen
von noch vereinigter kirchlicher und staatlicher
Obrigkeit. Dem Arzt wird dort Erhabenheit über
jeden Verdacht zugeschrieben, die Heilkundige
rückt in die Ecke von Aberglaube, Magie und
Verschwörung.

Wenn wir uns Hebammenlehrbücher ansehen, bleibt die Suche nach Hinweisen über Schmerzbewältigung mühsam. Nur beiläufig werden Ratschläge gegeben: Unterstützung mit der Hand im Kreuz, Streichmassage und warme Umschläge werden genannt. In einem Hebammenlehrbuch von 1947 finden wir: »Es ist töricht, den Frauen zu sagen, daß es ja gar nicht wehtue, oder ihnen den Schmerz ganz ausreden zu wollen. Man kann den Schmerz auch nicht mit selbst erlebten Wehenschmerzen vergleichen. Man muß als Hebamme alles tun, um die Gebärende so günstig wie nur irgend möglich über die oft sehr quälende Zeit hinwegzubringen.«[68] Ebenfalls vergeblich suchen wir nach Informationen für Hebammen über die psychische Verfassung der Frauen. Und heute noch beschreiben Hebammen, daß die eigene Lebenserfahrung dieses Wissen liefern müsse, denn in der Ausbildung selbst findet die Auseinandersetzung mit der Bewältigung von Geburt als ultimativem Ausnahmezustand der weiblichen Sexualität keinen Platz. »In der Ausbildung geht uns das Menschliche verloren«, erzählt eine Hebamme, die medizinische Seite stehe im Vordergrund. Zur Zulassung zur dreijährigen Ausbildung werden junge Frauen bevorzugt, heißt es dort. Wie sollen 19jährige die Konfrontation mit den abgründigen Anteilen von Geburt aufnehmen, verkraften, für sich bewältigen? Wie sollen oder können junge Mädchen die Angst und die Verzweiflung von Gebärenden auffangen? Im Rahmen der Ausbildungen gibt es dafür keinen Platz, diese Fragen sind nicht Gegenstand der Lehrveranstaltungen. Während der Ausbildung gibt es keine Ventile für die jungen Frauen, die psychisch schwierigen Momente, die Geburt mit sich bringt, loszuwerden. Keine Supervision, keine Schulung zum Umgang mit Schmerz und Angst. Der Umgang mit den panischen Zuständen, in die Frauen häufig geraten, wird nicht gelehrt.

Wenn in der Tat Hebammen während ihrer Ausbildung so gut wie nicht auf diese Fragen vorbereitet werden, gewinnt man den Eindruck, diese jungen Frauen seien in gewisser Weise absolut überfordert. Zwar ist es in Kliniken üblich, daß sich die erfahrenen Hebammen mit den unerfahrenen täglich austauschen und beraten, jedoch bleiben die schwerverdaulichen Anteile von Geburt, mit denen sie permanent in Berührung sind, in der Regel ausgespart. Die Vermutung liegt nahe, daß das Bewußtsein einen massiven Riegel vorgeschoben hat. Ähnlich wie bei Medizinstudenten, die im sogenannten Pathologiesemester in einer präparierten Leiche wühlen und mit derbem Humor ihren Ekel und ihre Angst überspielen und verdrängen, so ähnlich könnte durch das Wegsehen bei Hebammen eine Abstumpfung erfolgen, die sie am Ende »gut« schützt. In diesem Kontext verstehen wir besser, welche guten Dienste der Mythos der natürlichen Weiblichkeit und des Authentischen leistet. Diese Mythen neutralisieren das Mitgefühl im Anblick extremer Schmerzen und lassen das Gewissen unberührt.

In zahlreichen Gesprächen mit Hebammen gewann ich den Eindruck, daß Hebammen, die in Kliniken, in medizinischen Institutionen arbeiten, einen ganz anderen Blickwinkel auf Geburtserlebnisse haben als die unabhängigen Hebammen, die Hausgeburten durchführen oder in Geburtshäusern arbeiten. Es gibt mehrere Vereine und Verbände, die die Interessen von Hebammen vertreten. Der »International Confederation of Midwives«, die 1954 in London erstmals tagte, gehören inzwischen 54 Vereinigungen aus 42 Ländern an. »Ziele der Vereinigung sind es, die Ausbildung der Hebammen zu fördern und das Wissen und die Kunst des Hebammenberufes zu verbreiten, wobei man weltweit den Standard der Versorgung der Mütter, Babys und Familien anheben will«, heißt es in der Satzung von 1991. In den einzelnen europäischen Ländern gibt es meist mindestens zwei Organisationen. Häufig eine große, die traditionelle Hebammeninteressen vertritt, und eine kleinere neueren Datums, in der sich die unabhängig arbeitenden Hebammen zusammengeschlossen haben. Der Trennung entspricht ein grundsätzlich verschiedenes Verständnis von Geburt. M. Wagner, Professor für Geburtshilfe an der University of California und Leiter der Weltgesundheitsorganisation WHO, schildert die unterschiedliche Auffassung im Verständnis von Geburt folgendermaßen: »Auf der einen Seite haben wir das medizinische Modell, das von den Ärzten vertreten wird, auf der anderen Seite das soziale Modell, das getragen wird von einer Gruppe von Menschen wie Hebammen, Sozialwissenschaftlern und Frauenorganisationen. Das medizinische Modell besagt, daß Schwangerschaft und Geburt ein gefährliches Ereignis ist mit hohem Risiko wie Erkrankung und Tod. Ich bin sicher, daß die meisten von Ihnen schon Ärzte gehört haben, die meinen, daß jede Geburt potentiell pathologisch sei, bis das Gegenteil bewiesen ist. Das heißt, man kann es erst nach der Geburt überprüfen, ob sie normal verlief oder nicht. Gemäß dem medizinischen Modell ist die Sicherheit nur dann garantiert, wenn Ärzte die objektiv richtige Entscheidung fällen, weil die Frauen selbst subjektiv sind und auch nicht in der Lage, die geburtsmedizinischen und wissenschaftlichen Details dieser Entscheidung zu verstehen.

Das soziale Modell betrachtet die Geburt weder als medizinisches noch als Problem überhaupt. Schwangerschaft ist keine Krankheit und Geburt kein chirurgischer Eingriff. Im sozialen Modell wird Geburt als biologisch-sozialer Prozeß gesehen, der ein Teil unseres Lebens ist, darauf basierend, daß Geburt ein Teil der Natur ist. Geburt ist natürlich, weiblich, intuitiv, sexuell und spirituell.«[69]

So gibt es in der Körperschaft der Hebammen einen Flügel, den wir rebellisch nennen könnten, weil er sich von den institutionalisierten Bahnen frei macht und berufliche Autonomie beansprucht. Diese Hebammen lösen sich von Ärzten. Ihr Grundverständnis vom Geburtsvorgang unterscheidet sich dermaßen von dem der Ärzte, daß diese Loslösung als emanzipatorischer Schritt erlebt und verstanden wird. Und dieses Verständnis findet allmählich auch Zuspruch. Auch wenn die Krankenkassen noch nicht systematisch die Kosten für die Geburt außerhalb der Klinik übernehmen, lenken sie von Fall zu Fall ein. In den letzten Jahren wurden in der Bundesrepublik einige Geburtshäuser eröffnet. Tendenz steigend. Die unabhängigen Hebammen beschreiben kritisch die Defizite der Ausbildung und durchleuchten auch die machtpolitischen Interessen, die Hebammen eher an den medizinischen Apparat binden und tendenziell von der vollständig unabhängigen Arbeit fernhalten. In diesem Richtungsstreit wird auch das traditionelle Tauziehen zwischen Ärzteschaft und heilkundigen Frauen um die Machtfrage weitergeführt.

Nun stellt sich aber im Gespräch mit unabhängigen Hebammen die Wahrnehmung und das Verständnis von Schmerz bei der Geburt als sehr irritierend dar. Unbeirrt erklären sie den Schmerz zu einem positiven Begleiter des Geburtsvorgangs. Ihn lindern oder gar unterbinden zu wollen, sehen sie als äußerst negativ an. Eine schnelle Geburt sei nicht unbedingt gut, heißt es. Im Geburtsschmerz sei der Ausdruck von Kraft, Aktivität, und ganz nah daran befinde sich ja die Lust. Ach, wirklich? Medikamente dagegen unterbrechen den Schmerz und hemmen die Aktivität. Schmerzen eindämmen zu wollen, stelle eine Verfälschung der Geburt dar, die Periduralanästhesie eine furchtbare Entfremdung. Die Hebammen sprechen vom »Epikoller« und vom »Sectiowahn« (Epi = Episiotomie = Dammschnitt; Section = Kaiserschnitt). »Es wäre Zeit, daß die Geburtshilfe wieder zu einer Ordnung fände, die dem iatrogenen (durch den Arzt ausgelöste Krankheit) Risikenpoker ein Ende und aus der Geburt ein natürliches Ereignis macht« – heißt es in einem der vielen Hebammenbreviere.

»Für uns ist der Schmerz ein Stück des Weges zum Kind«, sagt eine Hebamme, die in einem Geburtshaus arbeitet. Und als ich sie noch mal bitte, mit mir darüber nachzudenken, räumt sie ein: »Es gibt wenige Fälle, bei denen ich denke, daß es eigentlich brutal ist, es so zu machen. Das fällt mir hinterher ein. Wir Hebammen leiden nicht mit. Es ist manchmal absurd, aber während der Geburt gibt es ja immer die Situationen, wo das Leid bei den Frauen sehr groß ist und wo wir sagen ›Ja, Prima!‹ – da geht es auch weiter. Wir haben den Blick auf das, was passiert. Wir wissen, es geht in die richtige Richtung und ist normal.«

Normal, sagte sie. Im Ansatz hatte sie doch gesagt »es ist absurd«, und hatte noch ein »manchmal« davor gerückt. Schließlich entschied sie, es »normal« zu nennen. Als ich nachfrage: »Bezeichnen Sie das als normal?«, sagt sie ja. Und auf meinen Hinweis, daß solche Schmerzen von den Frauen keinesfalls als normal empfunden werden, antwortet sie: »Aber dadurch, daß wir ihnen signalisieren, das ist in Ordnung, geht es.«

Es drängt sich die Frage auf, ob in der Ablehnung und tatsächlichen Abwesenheit von technischen Meß- und Überwachungsgeräten außerhalb der Klinik der Schmerz nicht das einzige Barometer ist, das stetige Informationen über den Verlauf der Geburt liefert. Schmerz ist ein zuverlässiger Signalgeber, ein Indikator über den Geburtsablauf. Die ziemlich strikte Ablehnung von schmerzlindernden oder betäubenden Mitteln erhält aus der Sicht der unabhängigen Hebamme plötzlich ihre logische Bedeutung. Wenn wir bedenken, welchen Mut unabhängige Hebammen aufbringen, die allein Hausgeburten vornehmen, gewinnen wir die Einsicht, daß der Schmerz ihr einziger zuverlässiger Anhaltspunkt über den Verlauf der Geburt ist. Einzig über den Schmerz meistern beziehungsweise kontrollieren sie den Vorgang. Ihn zu verfälschen, würde bedeuten, ihnen ihren einzigen Kompaß aus der Hand zu reißen. Sie sind buchstäblich auf den Schmerz angewiesen. Deshalb war es im Gespräch mit Hebammen so schwierig, sich in der Bewertung des Schmerzes darauf zu verständigen, daß jenseits ihrer sicherlich wertvollen Erfahrungen dennoch Schmerz für die Frau Schmerz bleibt. Nein, erwidern sie, so könnten sie es nicht sehen, denn er sei aus ihrer Sicht ja so offenkundig produktiv. Die Feststellung, daß extreme Schmerzen unerträglich sind, scheint nicht möglich zu sein. Und das dezidierte Ausblenden der eigentlichen Bedeutung von Schmerz, der unter der Geburt für die Frau in seiner unbändigsten Gestalt real wird, fing an, mir sadistisch vorzukommen. Das Beharren auf dem Grundsatz »Schmerz ist positiv« trägt den schreienden Widerspruch einer »Folter ist gut«-Aussage in sich. Die Sichtweisen klaffen an dieser Stelle dermaßen auseinander, daß nur beiderseitiges Kopfschütteln bleibt. Wenn wir verstehen, daß der Schmerz für die autonome Hebamme quasi zum Garanten einer relativ sicheren Hausgeburt wird, können wir auch verstehen, wieso sie sich dagegen sträubt, bei der Wahrnehmung von Schmerz die Perspektive von Frauen einzunehmen oder gar physischen Schmerz als einen unduldbaren Angriff auf die Würde des Menschen anzusehen. Wo bleibt ihr Mitgefühl? Die Hebamme sitzt schließlich bei den schreienden, verzweifelten, entgrenzten Frauen. Was ist passiert, wenn ein Mensch davon überhaupt nicht mehr tangiert wird? Reicht Professionalität aus, um es zu erklären?

17. Die neuen Väter –
das gute Recht, auf verlorenem Posten
zu stehen

Doktor Carvagno, ein mit Verdi befreundeter Arzt, konstatierte auf einem Spaziergang der beiden: »Sie haben, Maestro, in Ihren Dramen fast durchwegs ein und denselben Frauentypus dargestellt. Die Liebende, die vom Mann aufgeopfert wird oder sich selbst für ihn aufopfert. (...) Im Weibe stellen Sie, Signor Maestro, das Phänomen des Opfers und Leidens dar. Und diesem Phänomen werden die erschütterndsten Melodien gesungen.« Vorerst perplex über diese durchaus richtige, allgemeine Beobachtung, erzählt Verdi quasi unvermittelt folgende Erinnerung: »Einmal kamen wir in ein Haus, wo mir befohlen wurde, im Vorraum zu warten und den Wagen mit dem Eselchen vor dem Tor im Auge zu behalten. Ehe die anderen aber noch im Nebenzimmer verschwunden waren, schrillten so gräßlich-unnatürliche Schreie einer Frauenstimme durch die Luft, daß mir das Herz stehenblieb wie niemals nachher im Leben mehr. Diese Schreie vermehrten, verstärkten sich zu einem Schmerzensgesang, (...) Ich weiß heute noch nicht, wie ich diese Stunde überstand, diese leidzerfetzte Menschenstimme, die nicht heiser und müde wurde, ertragen konnte. (...)

Ich kleiner Bursche weinte, flehte, betete, machte Gelübde, damit Gott nur Gnade haben möge und diese Qual beende. Ich weiß nicht, ob diese Schreie aufgehört hatten, ich war ganz betäubt, schweißbedeckt, schlaff, als Betteloni mit mir fortging und sich im nächsten Brunnenwasser die Hände wusch. ›Das war schwer, mein Junge,‹ sagte er. ›Siehst Du, so kommen Kinder auf die Welt. Die armen Weiber!‹

Wochenlang nach diesem Erlebnis war ich verstört, das Essen ekelte mich an, ich hatte schauerliche Träume. Meine Mutter war ganz außer sich, denn sie sah, daß ich binnen kurzer Zeit zum Schwindsüchtigen abmagerte. Mein Herz hatte einen ungeheuren Stoß erlitten, die Kindheit, die ruhige Träumerei war dahin. Ich konnte damit nicht fertig werden. Meine armen schwachen Gedanken fieberten, um diese langen Schreie aus dem Hirn zu treiben! Vergeblich! Das schmerzhafte Lebenswunder blieb wie eine Krankheit darin.

Ich schwor mir zu, daß ich niemals diesen Mord begehen wolle, eine Frau zu berühren ...«[70]

Wenn wir Verdis Erschütterung ansehen, können wir uns vorstellen, wie bereitwillig Männer vom Ereignis Geburt fast immer fernblieben. Bis auf wenige Ausnahmen belegen die Dokumente aus der Vergangenheit unserer und anderer Kulturen den Ausschluß von Männern und insbesondere von werdenden Vätern vom Ereignis Geburt. In der europäischen Kulturgeschichte wurde dieser Ausschluß sehr streng verstanden. Er wird sogar als ein mit dem Inzesttabu vergleichbares Verbot beschrieben. 1552 wurde in Hamburg ein Arzt, Doktor Wert, der sich als Frau verkleidet hatte, um eine Geburt beobachten zu können, enttarnt und denunziert. Des Satanismus bezichtigt, wurde er zum Tode verurteilt und hingerichtet.

Das letzte moderne Bild des ausgeschlossenen Mannes, das unsere Kultur hervorgebracht hat, ist das des nervös rauchenden Mannes, im Flur auf und ab gehend, sichtbar verlegen in seiner Nutzlosigkeit ausharrend, sich seiner Ohnmacht bewußt. Doch läßt sich unschwer erkennen, welchen Mühen sich Väter unterziehen, um diese Zaungast-Position zu kompensieren oder gar aufzuheben. Schon während der Schwangerschaft wurde der Mann vom weiblichen Leiden »mitgeplagt« – von Rückenschmerzen bis hin zu regelrechten körperlichen Verletzungen –, und von Alpträumen heimgesucht.

Der frappanteste Nachweis, daß viele Männer nicht nur teilhaben wollen, sondern davon träumen, selbst die Stelle der Frau einzunehmen, findet seinen Ausdruck im sogenannten Gebärneid. Kurioserweise stand der Penisneid mit all den mit ihm verknüpften Kontroversen und Diskussionen schon immer viel mächtiger im Rampenlicht, während es um sein Quasi-Pendant bis zuletzt immer recht still blieb. Karen Horney ist wohl die erste, die den Gebärneid nachdrücklich ins Licht rückt und die weibliche psychosexuelle Identitätsbildung vom männlichen Selbstgefühl zu trennen versucht. Bereits 1922 kritisiert sie den Phallozentrismus von Freuds Konzepten und Konstrukten und setzt sie ins Verhältnis zu den damaligen gesellschaftlichen Zuschreibungen der Geschlechterrollen. Sie kritisiert die Denkansätze, die einen weiblichen Masochismus für gegeben halten: Die These, Mädchen würden die Masturbation aufgeben, weil sie die Überlegenheit des Penis gegenüber der Klitoris erkennen würden, sei genauso absurd wie die Annahme, daß Männer keinen Spaß mehr an der Sexualität haben könnten, sobald sie Greta Garbo auf der Leinwand erblickt hätten, weil keine andere Frau so schön sei wie sie. Als Karen Horney anfängt, auch Männer zu analysieren, staunt sie über die Intensität des Neides auf Schwangerschaft, Geburt wie auch auf die weibliche Brust und den

Stillvorgang. Die Ursache dafür ortet sie im Wunsch des männlichen Kleinkindes nach dem Alleinanspruch auf die Mutter. Auf einem Treffen der Psychoanalytischen Gesellschaft in Dresden 1930[71] breitet Karen Horney ihre Beobachtungen und Deutungen zur männlichen Vorherrschaft aus, die sich subtil bis in die Theorien ihrer weiblichen Kolleginnen eingeschlichen haben: Die Verbitterung darüber, nicht selber Mutter werden zu können, kompensieren Männer, indem sie eine Kultur stärken, die Frauen wegen ihrer Schwäche ausschließt, und ihren Neid wehren sie ab, indem sie die weibliche Fähigkeit, Mutter zu werden, unter- und die männliche Zeugungsfähigkeit überbewerten, zum Beispiel in Freuds Theorie des weiblichen Penisneides.

Obwohl der Gebärneid des Mannes sich nicht unbedingt in Form eines dicken Bauches manifestieren muß, und natürlich nicht jeder dicke Bauch einen Neid auf das Gebären-Können dokumentiert, ist der Bauch dennoch seine deutlichste Zurschaustellung. Denn die dicken Bäuche, die Männer in der Lage sind sich zuzulegen, geben in ihrer selbstverständlichen Aufdringlichkeit doch zu denken. Der dicke Bauch verleiht dem Mann fast immer weiche Züge. Und wenn auch das Dicksein in unserem Breitengrad ein Makel ist, der die Person auch zugleich verletzbar macht, bedeutet der dicke Bauch von Männern, interessanterweise wie bei der Schwangeren auch, einen leichten Machtzuwachs. Häufig können wir durch die enggeknöpften Hemden sehen, wie sehr die Haut des Bauches tatsächlich gespannt ist, buchstäblich wie gegen Ende der Schwangerschaft, in der Frauen sich einölen, damit die gespannte Hauttextur nicht reißt. Manchmal ist die imitierte Schwangerschaft durch die Form des Bauches und durch den Gang derart frappierend, daß uns die Sprüche der Großmütter einfallen, die stets verraten, daß eigentlich Jungen gewünscht werden: »Der kriegt einen Jungen, denn der Bauch steht spitz nach vorn«, möchten wir sagen, oder »der mit seinem Rundumpolster kriegt garantiert ein Mädchen!« Wenn man versucht zu beschreiben, welcher Typ von »Mütterlichkeit« von diesen Männern ausgeht, sehen wir eher eine vielfache Mutter, die es zwischen zwei Schwangerschaften nicht mehr schafft abzunehmen, in ihrer Haltung eine Dauerschwangere. Oder eine Frau, die ihr Selbstbewußtsein aus ihrer Mutterschaft speist, und dies mit aller Selbstverständlichkeit. Das Objekt des Neides scheint diese wohltuende Selbstverständlichkeit zu sein. Man möchte sagen, diese Küchenwärme. Einmal bitte raus aus dem anstrengenden Berufsleben, aus dem Rennen um die erhabenen Pokale, die Identität nach außen schillern lassen sollen. Einmal breit und »aus dem Bauch heraus« einfach besserwisserisch dasitzen zu wollen. »In dem väterlichen Schwangerschaftswunsch drückt sich zugleich das Bedürfnis aus, in einem omnipotenten Narzißmus der Fruchtbarkeit schwelgen zu können: ein Mann und eine Frau zugleich zu sein, mit Hoden und Eierstöcken, Penis und Vagina. Nicht nur androgyne Mütter haben Allmachtswünsche, wollen ein Supergeschlecht verkörpern, sondern auch neue Väter. Ihre männlichen Größenphantasien müssen sie darüber hinwegtrösten, daß sie Männer mit begrenzten Funktionen und Fähigkeiten sind.«[72] Unter der Überschrift »Im Kurs werden auch die Männer ernst genommen« werden in Spezialausgaben für Schwangere[73] die werdenden Väter ermutigt, die Geburt ihrer Liebsten mit vorzubereiten und zu begleiten. »Was kann ich praktisch tun?« ist verständlicherweise die Hauptsorge der Männer, die ihren Triumphmarsch in die Kreißsäle seit zwanzig Jahren markiert. Es mag nicht durchgängig in allen Schichten so sein, aber die Tendenz geht deutlich dahin, daß ein Paar, das beschlossen hat, bei der Geburt nicht zusammenzusein, sich dafür permanent rechtfertigen müßte. Und dabei werden ihnen unterschwellig oder explizit Verklemmung, falsch plazierte Scham, ein entfremdetes Verhältnis zum Körper zugeschrieben. Die Männer selbst beanspruchen das Recht, dabeizusein. Sie lernen ihre Freundin massieren, sie entspannen sich mit, sie veratmen die Wehen, sie hecheln, »um ihrer Frau zu helfen, den Rhythmus wiederzufinden«, heißt es in den Ratgebern. Den »Erstlingen« wird empfohlen, sich mit erfahrenen Vätern auszutauschen. »So sind sie vorbereitet, daß ihre Frau in den Wehen vielleicht ganz ungewohnt reagiert oder sogar schockierende Dinge sagt, die sie gar nicht so meint.« Das Simulieren der gebärenden Frau in diesen Vorbereitungskursen und das synchrone Atmen während der Entbindung selbst erinnert sehr an die sogenannte »Couvade«, ein Ritual aus einigen Regionen Afrikas und Europas, wo es für den werdenden Vater galt, liegend die Schmerzen der Frau zu imitieren, während sie entbindet, und so symbolisch das Ereignis an sich zu ziehen. Die Couvade wird zum ersten Mal 60 v. Chr. von Diodorus Siculus beschrieben und taucht bei griechischen und römischen Historikern erneut auf. Dieses rituelle Rollenspiel sollte die Dämonen durch ein Täuschungsmanöver ablenken, um die gefährdete Wöchnerin vor ihnen zu schützen. Der Mann wurde dabei mehr bedauert als die Frau, er wurde getröstet und geschont, er wurde beglückwünscht und stand im Mittelpunkt der Besuche. Diese Riten zogen sich manchmal über Wochen hin, in denen der Mann zuweilen fasten und sich anderen Geboten unterziehen mußte. Dieses »Männerkindbett« sollte tödliche Infektionen abwenden, was uns daran erinnert, wie real die Gefahr zu sterben für die Frau war. Nichtsdestotrotz kommt mit der Couvade aber auch ein unbedingtes Teilhabenwollen zum Ausdruck. Die Vermutung liegt nahe, daß mit der Intention, der Frau die bösen Geister abnehmen zu wollen, unbewußt auch die Ausgrenzung des Mannes verhindert werden sollte. Claude Lévi-Strauss deutet das Spiel des Vaters bei der Couvade als eine Identifikation mit dem Kind. Der Mann wünscht sozusagen, hilflos in den Mittelpunkt zu rücken.

Heute erfordert das Gebären der Frau von Männern eine große Flexibilität. Die Balance zwischen Eingebunden- und Ausgeschlossensein muß gefunden werden. Mit der Lockerung der stereotypen Rollenverteilung gehen sicherlich viele wichtige Errungenschaften einher, die den Abschied von erstarrten Zuschreibungen bedeuten. Dennoch scheint gegenüber Vätern, die »wie eine Mutter sein wollen«, einige Skepsis geboten. Die Verunsicherungen und Verlustängste, die das Ausgeschlossensein aus der Mutterkind-Dyade mit sich bringt, werden auf der Spielwiese von »wir sind alle gleich« nur abgewehrt. Und diese Abwehr verschafft sich in der Gesellschaft erfolgreich Gehör. So können wir Männer im Angestelltenverhältnis beobachten, die sich offiziell beurlauben lassen und die bekennend »dazu stehen«, daß sie 18 Monate lang auf allen vieren zwischen Windeln, Spucktuch, und großformatigen Legoteilen herumrutschen werden.

Die Anwesenheit des Freundes oder Ehemannes bei der Geburt gehört zu einer Entwicklung, in der sinnvollerweise die psychologischen Umstände des Ereignisses Geburt neu überdacht wurden. Daß die Geburt traumatische Elemente enthält, die möglicherweise bleibende Folgen haben werden, wurde sowohl in der Psychoanalyse als auch in der Gynäkologie und Geburtshilfe bereits in den zwanziger Jahren thematisiert (Rank 1924, Saenger 1924, Schwartz 1964). Die von Leboyer eingeführte »sanfte Geburt«, die ihr Augenmerk auf die Abfederung der Brutalität von Geburt für das Kind richtete, brachte in Kliniken inzwischen etablierte Maßnahmen mit sich: gedämpftes Licht, das Bad danach, die Zeit, das Kind unmittelbar nach der Geburt auf den Bauch zu nehmen usw. Der Säugling, der bis dahin möglicherweise die Geburt so erlebte wie ein Fisch, der aus dem Wasser in den Sand geworfen wird, trifft nun auf ein einfühlsameres Empfangskomitee. Das sogenannte »Rooming-in« wurde in die Bräuche der Wochenbettstationen aufgenommen. Die Stillbewegung ist ebenfalls eine Auswirkung dieser Sensibilisierung. Mit allen diesen

Förderungen der Behutsamkeit der ersten Mutter-Kind-Kontakte zogen auch die Väter in den Kreißsaal ein.

Die heute quasi allgemein verbreitete Auffassung, die Anwesenheit des werdenden Vaters bei der Geburt sei Bestandteil des »natürlicheren« Vorgangs, wurde in verklärender Weise zur Überzeugung gesteigert, daß die Präsenz des Mannes die Geburt erleichtern würde. »Der Beweis der Zusammengehörigkeit ist nicht nur eine schöne Geste, die Anwesenheit des Vaters wirkt sich nachweislich günstig aus: Die Geburten sind kürzer, die Frauen brauchen weniger Schmerzmittel, wenn der Partner sie unterstützt«, heißt es im Ratgeber[74]. Weitere Grundeinsichten kommen auf: »Alle Väter, die dabei waren, als ihr Kind zur Welt kam, halten das gemeinsame Geburtserlebnis für etwas unvergleichlich Ergreifendes und Schönes.«[75] Dabei berichten die Hebammen und die Väter übereinstimmend, daß viele Männer den Kreißsaal verlassen müssen, weil sie das Ergreifende nicht verkraften, ohnmächtig umfallen, sich zu Boden legen und die Beine hochstrecken, weil ihr Kreislauf tobt, und sich sogar in manchen Fällen erbrechen müssen. Warum wird dieses Ereignis ausgerechnet als schön beschworen? Es ist ergreifend, aber was bedeutet an dieser Stelle schön? Schön, daß ich dabei war? Möglicherweise ist die Chance, an etwas sehr Intensivem teilzuhaben, das Schöne. Wo das Schöne gesehen wird, ist das Intensive gemeint. Und soviel Intensität erinnert die Männer daran, daß sie doch ursprünglich ihren Anteil buchstäblich beigemischt haben. Denn jeder Mann, der einen Kreißsaal verläßt, kann dem Himmel danken, daß seinesgleichen von dieser Tortur verschont bleibt, und kann aufatmend zur Tagesordnung übergehen.

Die starken Regressionstendenzen, die Frauen häufig vor und nach der Geburt verspüren, bilden sicherlich für Männer ein Moment der Verunsicherung. Aus einer Studie über werdende Väter ergab sich, daß 32,5 Prozent der Befragten angaben, ein größeres Bedürfnis nach Zärtlichkeit zu haben, seit ihre Partnerin schwanger sei[76]. Im Prozeß des Vaterwerdens beutelt das Erwachen eigener Erinnerungen gleichermaßen den Mann. Auch für ihn sind konfliktgeladene Verhältnisse zu den eigenen Eltern eine Bühne, die durch die Schwangerschaft der Frau und die Geburt des Kindes wiederbelebt wird. Das Mutterwerden der Frau kann so nah an die Bilder der eigenen Mutter rücken, daß hier auch fatale Verwechslungen stattfinden können. Das Bild der Geliebten verschwindet, indem sie Mutter wird. Leise rückt sie unbewußt in die Reihe der Heiligen und sexuell Unberührbaren. Nicht umsonst besetzen in südlichen Ländern die unvereinbaren Bilder der heiligen Mutter und der verruchten Sexbombe

ungebrochen die groben Stereotypen von Weiblichkeit. Unbewußt geschieht diese Spaltung in
der Wahrnehmung der Männer im Moment des
Stillens. Der Heiligenschein, der über jeder Stillenden leuchtet, sollte und müßte eigentlich für
den Mann äußerst befremdlich sein, weil dieses
Bild sich der sexuell begehrten Frau strikt wider-
setzt. Was passiert also dann? Diese nicht klärba-
re Spaltung bewirkt zwei mögliche Haltungen.
Entweder, wie sehr häufig der Fall, die Flucht in
die Arbeit und/oder zu anderen Frauen; oder die
Flucht »nach vorn«, indem sie über eine unkon-
trollierbare Fusion eine vermeintliche Rettung
probieren, d. h. wieder mit ihrer Frau schlafen
möchten. Welche Überforderung dies oft für die
Frau bedeutet, versteht sich von selbst. Und ihr
Distanzierungsbedürfnis wird spätestens hier –
meist wegen ihrer Übermüdung, die real und Alibi zugleich ist – seinen Ausdruck finden.

Alle diese Phänomene, die die psychischen
Strapazen des Mannes in Anbetracht der Geburt
des eigenen Kindes zeigen, beschreiben zugleich,
wie schwierig es für Männer ist, Distanz und
Nähe neu zu organisieren. Und da die Rolle
des stillen Beobachters ihnen seit jeher bekanntlich eher fremd ist, rennen sie mit einer neuent-
deckten Naivität in die Frauengemächer. Wenn
sie dort Videokameras und Fotoapparate aus-
packen, können wir ihre eigentliche Hilflosigkeit

erahnen. Die Intensität des Geburtserlebnisses läßt sie nach Kameras wie nach Schutzschilden greifen. Seit Susan Sontags Essays über das Fotografieren (1977) wissen wir, daß Fotografieren »sich aneignen« bedeutet, sich einer Sache bemächtigen. Susan Sontags Überlegungen finden im Fotografieren der Väter im Kreißsaal ihre radikalste Bestätigung. Derjenige, der die Kamera hält, hat die Situation im Griff. Und seine Produkte, die Fotos, sind Beweisstücke, sind Rechtfertigungen. In der Passivität des Fotos ruht eine Aggression. Fotografieren schützt vor Angst, bildet eine Distanz. Der Mann sucht in dieser Distanz Schutz und schöpft schließlich aus seiner sicheren Position Überlegenheit. Fotografieren ist ein Übergriff. Was für das Fotografieren gilt, trifft gleichermaßen auf Video zu. Video ist vielleicht sogar noch erbarmungsloser, weil akustische Fakten dort mitgeraubt werden. Video dokumentiert die Verletzung der Scham noch ein Stückchen perfider als das Foto. Wenn ihr schon mitwollt, dann sollt ihr bitte aushalten, daß ihr auf verlorenem Posten steht, eure Spielsachen zu Hause lassen und innehalten!

18. Die Gynäkologen –
zwischen Erfahrung, Wissen,
Sexismus und Hilflosigkeit

Der Bereich der Geburtshilfe war bis vor relativ kurzer Zeit reine Frauensache, auch wenn Lehrbücher und Abhandlungen über Geburtshilfe fast ausschließlich von Männern verfaßt wurden. Im Übergang von der informellen Frauenangelegenheit zum Monopol der Medizin über Geburt war die Anwesenheit von Ärzten geradezu gefürchtet, denn Ärzte wurden dann geholt, wenn es Komplikationen gab, wenn Hebammen nicht weiterwußten oder verzweifelten. Während dieser Zeit galt das Kommen des Arztes als bedrohliches Zeichen.

Im Zuge der Aufklärung, die mit dem Atheismus, mit der Erkenntnis vom Menschen als Individuum und mit der Verwerfung des Animismus eine Systematisierung des Wissens mit sich brachte, setzt sich eine wissenschaftliche Betrachtungsweise des Körpers durch, die den Vorgang des Gebärens in einem völlig neuen Licht sieht.

Mit dem Aufstieg der Gynäkologie Anfang des 19. Jahrhunderts ist eine Wende festzustellen. Diese Entwicklung wirkt sich auch auf das Verständnis von Geburt aus. Auf diesem neuen Gebiet etabliert sich nun die Medizin. Sie systematisiert ihren Gegenstand und beginnt, sich der Geburt anzunehmen, um sie schließlich gänzlich für sich zu beanspruchen. »Im 18. Jahrhundert hatten sich also weder die Entbindungskünstler noch die praktischen Ärzte dem Wesen der Frau zugewendet. (...) Es (waren) die médecins-philosophes, die hier eindeutig den Anfang machten. Das sonderanthropologische System war längst ausformuliert, als sich die Geburtshelfer und praktischen Ärzte im frühen 19. Jahrhundert ebenfalls mit Inbrunst des ganzen Weibes anzunehmen begannen.«[77]

Jenseits ideologischer Debatten über die männliche Herrschaft innerhalb der Medizin muß festgehalten werden, daß seit Ignaz Philipp Semmelweis (1818–1865) die Geschichte der Geburtshilfe die Geschichte der Rettung der Frauen bedeutet hat. Erst die revolutionären Erkenntnisse von Semmelweis brachten es zu einer bedeutenden Senkung der Frauensterblichkeit. Seine Entdeckung der Ursachen des Kindbettfiebers – der Puerperalinfektion – war bahnbrechend. Dieses Fieber der Wöchnerinnen hatte es bis dahin zu allen Zeiten und in allen Ländern gegeben. Als

Endemien, d. h. in gehäufter Form trat es jedoch erst durch die Einrichtung von Entbindungsanstalten im 17., 18. und 19. Jahrhundert und durch die Aufnahme des studentischen Unterrichts am Kreißbett auf. Aus dem Hotel-Dieu, einem historischen Krankenhaus in Paris, berichtet 1788 ein Besucher, daß in schmalen Betten zwei oder drei Wöchnerinnen lagen. Sterbende neben Frischentbundenen, Fieberkranke neben Schwangeren. In einem Saal mit 67 Betten waren 175 Frauen untergebracht. Zeitweise starb jede dritte am Kindbettfieber.

Der aus Ofen, dem rechtsufrigen Stadtteil von Budapest stammende Arzt Ignaz Philipp Semmelweis kam 1846 als 28jähriger an die 1. Wiener Gebärklinik und gab schon ein Jahr später die Ergebnisse seiner Beobachtungen bekannt. Zwei Abteilungen führten Entbindungen durch, eine davon am studentischen, die andere am Hebammenunterricht ausgerichtet. Im Jahre 1846 starben in der studentischen Abteilung fünfmal mehr Wöchnerinnen als auf der Hebammenstation. Und fünf Jahre lang, von 1841 bis 1846, war dort die Sterblichkeit durchschnittlich dreimal größer. Die Schlußfolgerung, daß sich die Infektion über die Hände der Studenten übertrug, schien unabweisbar, als der Gerichtsmediziner Kolletschka, der bei einer Leichenöffnung von einem Schüler verletzt wurde, erkrankte und man an ihm die gleichen Symptome wie bei den Wöchnerinnen entdecken konnte. Es handelte sich um die Übertragung von »zersetzten tierisch-organischen Stoffen«. Auf der Grundlage seiner Untersuchungen forderte Semmelweis sofortige und entschiedene prophylaktische antiseptische Maßnahmen. Die unbedingte Desinfektion von Händen und Instrumenten mit Chlorwasser wurde angeordnet. Die Infektion sank daraufhin drastisch. Bis dahin war das Kindbettfieber das Damoklesschwert der Geburtshilfe gewesen. Es war bis zum Ende des 19. Jahrhunderts die Hauptursache für die Sterblichkeit von Müttern und Säuglingen. Wilde Theorien und Spekulationen kursierten über seine Ursachen.

Unbegreiflicherweise wurde die Errungenschaft von Semmelweis lange nicht beachtet. Zu jung und unbekannt für eine so wichtige Entdeckung, war er der alten Garde der Ärzte und Forscher ein Dorn im Auge, zumal Semmelweis' Theorie eine eindeutige Schuldzuweisung am Massensterben der Frauen enthielt, die die Ärzte leugnen wollten. Der französische Arzt Louis Destouches hat 1924 über Semmelweis promoviert und minutiös die Anfeindungen gegen Semmelweis' Entdeckung rekonstruiert. »Der Wagemut des Fortschritts ist fragil!« schreibt Destouches. Semmelweis' Vorgesetzter Professor

Klein erschrickt vor dem Genie seines Assistenten und wendet sich nach nur wenigen Monaten gegen ihn. Destouches sieht in den Intrigen gegen Semmelweis »la formidable puissance des choses absurdes«, die bemerkenswerte Macht des Absurden[78]. Schließlich wird ausdrücklich gegen die Anerkennung von Semmelweis gearbeitet. An der Seite von Semmelweis mache sich Klein »zum Handlanger des Todes«, schrieb der damalige Kollege Vernier. Dieser unerbittliche Konkurrenzkampf verzögerte – bis auf wenige Ausnahmen – die effiziente Bekämpfung des Kindbettfiebers und kostete somit das Leben vieler Frauen. Semmelweis wird von der Klinik verwiesen. Einer Kommission, die endlich offiziell Semmelweis' Arbeit überprüfen will, wird ein Versammlungsverbot erteilt. In solchen Episoden der Medizingeschichte entstand das Bild eines medizinischen Apparats, das sich durch Unbeweglichkeit und Konservatismus auszeichnet. Isoliert, verkannt, angefeindet, ist Semmelweis nicht minder entschieden, die Wöchnerinnen zu retten. Das Massensterben der jungen Mütter entsetzt ihn. Der Klang der Glocke, mit der der Priester die toten Frauen aufsucht, raubt ihm immer mehr den Schlaf. Einem Freund schreibt er: »Ich muß Ihnen gestehen, daß mein Leben furchtbar war, daß der Gedanke des Todes bei den Kranken mir immer unerträglich war, vor allem wenn er sich zwischen die beiden größten Freuden der Existenz schleicht, die des Jungseins und die des Lebenspendens.«[79] Semmelweis wird später in Budapest an der Universität Professor für Geburtshilfe. Selbst dort setzt sich die argwöhnische Tyrannei der Kollegen fort. Von Einsamkeit und Verzweiflung gequält, verliert Semmelweis allmählich den Verstand. Halluzinationen bedrängen ihn, er wird ausfällig. Er stürmt eine Vorlesung, in der eine Leiche untersucht wird. Die Anwesenden bedrohend, verletzt er sich selber mit einem Skalpell. Wie sein ehemaliger Kollege Kolletschka hat sich Semmelweis tödlich infiziert. Skoda, sein früherer Professor, der genau um sein Drama weiß, holt ihn nach Wien zurück. Ein paar Wochen später stirbt Semmelweis in einer psychiatrischen Einrichtung. Er hat die Verbreitung und Anerkennung der für die Geburtshilfe bedeutendsten Errungenschaften nicht mehr erlebt.

Aus der Bakteriologie erweiterten später die Arbeiten von Louis Pasteur (1822–1895) und Robert Koch (1843–1910) das Verständnis für die Genese der Infektion. Der Gummihandschuh stützte die lebenswichtige Vorsorge. Aber erst nach dem Zweiten Weltkrieg wurde mit den Antibiotika den Infektionen die letzte Schlacht geliefert.

Heute finden Kongresse von Gynäkologen, Geburtshelfern und Anästhesisten statt, die ihre Erfahrungen und Beobachtungen über Regionalanästhesie in der Geburtshilfe zusammentragen. Im Vorwort des Protokollbandes eines solchen Kongresses steht: »Der vorliegende Bericht möge einen Beitrag dazu leisten, die Anästhesie in der Geburtshilfe zu fördern und sie für Mutter und Kind gleichermaßen sicher zu machen.« Hier wird deutlich, daß für die institutionelle Geburtshilfe die Anästhesie verknüpft ist mit der Pflicht, sich zu bemühen, die Gebärende vom Schmerz zu befreien. Dies appelliert an ein Verständnis vom Geburtsvorgang, das direkt den Eid des Hippokrates bemüht, an den jeder Arzt gebunden ist: die ethische Pflicht zur Hilfeleistung, um den Menschen vom Leid zu erlösen.

Neben aller Kritik hat die Anwesenheit der Ärzte bei Geburten, die Wahrnehmung der entsetzlichen Schmerzen der gebärenden Frauen gewiß auch zu einer Sensibilisierung beigetragen. Die Frau hat die Wahl, entweder diesen Schmerz zu meistern oder dem Arzt zu erlauben, daß er ihn betäubt.

In einer medizinischen Forschungsarbeit, die an der Frankfurter Universitätsklinik in den achtziger Jahren über »Väter bei der Geburt« durchgeführt wurde, findet sich eine Darstellung des Zustandes der Frau aus der Sicht junger forschender Ärzte: »Die im letzten Teil der Eröffnungsperiode und während der Preßwehen auftretende Einengung des Bewußtseins auf die Beendigung der Geburt birgt die Gefahr in sich, daß die Gebärende den Kontakt zu ihrer Umwelt verliert und dementsprechend für Weisungen und Hilfestellungen der Geburtshelfer kaum zugänglich ist. Die Frau kann in einen Circulus Vitiosus hineingeraten, der durch folgende Mechanismen gekennzeichnet ist: Angst erzeugt also psychische Spannung; und diese führt über eine körperliche Verkrampfung zu verstärktem Schmerz. Gleichzeitig steigt mit dem Schmerz, der von der Schwangeren als ein Zeichen drohender Gefahr gewertet wird, die Angst und somit die Spannung, so daß auf diese Weise ein Reaktionskreis zustande kommt, der von der Kreißenden nicht mehr durchbrochen werden kann.«[80] Sie sind der Sache ganz nahe, doch ihr Anliegen ist es offenkundig nicht, diesen Zusammenhang zu ergründen, sondern vielmehr, ihren Fachkollegen mitzuteilen: »In Kenntnis dieser Zusammenhänge ist es eine Aufgabe des geburtshilflichen Personals, mittels der Methoden der Angst- bzw. Schmerzreduktion die Frauen möglichst nicht erst in diese beklemmende Situation hineingeraten zu lassen.« Die Sprache verrät, wie sehr die Berührung mit der psychischen Verfassung der Gebärenden gemieden wird. Die Worte werden

zu einer Kneifzange, um die Sache nicht anpak-
ken zu müssen. Und wir können gut nachfühlen,
warum. Denn zuallererst ist es das Wahrneh-
mungsspektrum der Ärzte, das hier eine Einengung des Bewußtseins erleidet, denn sie befinden
sich selbst in einer beklemmenden Situation.
Und wenn das Bewußtsein der Frau schon in
räumlichen Kategorien beschrieben werden soll,
so erlebt sie eine kaum zu bewältigende Erweite-
rung. Es geht nicht darum, diese jungen Ärzte an-
zugreifen; bemerkenswert aber ist, wie offenkundig sie nicht hinschauen wollen oder eher
können, wo sie doch so nahe an der sich entgren-
zenden Frau sind.

1964 hielt auf der Tagung der »Schweizerischen
Gesellschaft für psychosomatische Medizin«
J. Bretscher einen Vortrag über Geburtsschmerzen, in dem es einleitend heißt: »Aus einem ganz
besonderen Grund freuen wir uns, an dieser
Tagung einige Bemerkungen über den Geburtsschmerz äußern zu dürfen: Weil man wagen darf,
im Kreise einer psycho-somatischen Gesellschaft
allen psychologischen und philosophischen Deutungen des Schmerzes die anatomischen und physiologischen Grundmauern voranzustellen. Man
wird viel reineren Gewissens an die Probleme der
psychologischen Deutung des Geburtsschmerzes
herangehen, wenn man sich auf schwankender

Spitze an die morphologischen Strukturen der biologischen Vorgänge jenes Grundgerüstes zurückerinnern kann, welches noch neben der Psyche den ganzen Menschen ausmacht. Auf diese Weise die Ganzheit des Menschen zu erfassen, ist allein dem Arzt vergönnt, nicht dem Künstler, nicht dem Philosophen, nicht dem Psychologen.« Diese Einleitung gibt glänzend wieder, von welchem Selbstverständnis Ärzte ausgehen, während sie auf andere Disziplinen schauen, um den Menschen zu begutachten. Weiter heißt es noch: »Der Weg vom Arzt zum Philosophen ist viel breiter gebaut als der Weg vom nichtärztlichen Psychologen zum Menschen« – aber wenig besucht, möchte man erwidern. Dieser Vorsprung, den Ärzte beziehungsweise Gynäkologen in ihrem Selbstverständnis bekunden, vergrößert ein Machtgefälle zwischen ihnen und den anderen Wissenschaften, das nicht zuletzt den interdisziplinären Dialog erschwert. Denn allein das Wissen um die physiologische Zerlegung des Schmerzes, das Studium der Schmerzleitung, mit allen neurophysiologischen und biochemischen Aspekten bringt uns für das Verständnis des Geburtsgeschehens kein Stück weiter.

Die Medizin ist wohl noch heute einer der Fachbereiche, in dem eine strenge Hierarchie am ausgeprägtesten ist. Die Pyramide ist sehr steil. Und für die Gynäkologie speziell läßt sich feststellen, daß es oben wirklich so gut wie keine Frauen gibt. Woran liegt das? Um nach oben zu kommen, setzt man sich einem harten Konkurrenzkampf aus, und dort oben wird eben »mit allen Haken und Ösen gekämpft«, kommentierte lapidar ein Klinikleiter. Falls eine junge Gynäkologin sich selbst ein Kind wünscht, wird sie recht bald aus dem Wettrennen herausgeschleudert. Hinzu kommt, daß die frühere Ausbildung männlich orientiert war, und aufgeklärte Gynäkologen sehen diese Tendenz wieder zunehmen. Es gibt zwar viele Gynäkologinnen, wenn sie aber eine führende Position anstreben, müssen sie auf ein eigenes Kind verzichten. Und diejenigen, die diesen Verzicht auf sich nehmen, müssen einen besonders ausgeprägten Ehrgeiz aufweisen. Sie werden zu »besseren Männern«. Hart im Untersuchen, hart in der Beurteilung weiblicher Probleme. So scheinen die wenigen Gynäkologinnen, die den Weg nach oben aufnehmen, die spezielle weibliche Erfahrungswelt zu verleugnen. Wie zynisch, wie traurig.

Auf den Tagungen der »Psychosomatischen Gesellschaft für Geburtshilfe und Gynäkologie« ist zu beobachten, daß dort weitaus mehr Frauen repräsentiert sind als auf anderen gynäkologischen Fachtagungen. Dazu schreibt H. Langenbucher:

»Es liegt der Verdacht nahe, daß die psychothera-
peutische Nische den Frauen ungefährdet überlassen werden kann, da von hier aus ein Aufstieg
in Positionen mit Machtbefugnissen, wie Chef-
arztstellen, C3- oder gar C4-Professuren sie dar-
stellen, noch immer als nicht wahrscheinlich an-
genommen werden muß.«[81]

Nun ist auch die Bühne der Gynäkologen
nicht so uniform, wie sie zunächst auf Anhieb erscheint. In der BRD gibt es keine Fachgesell-
schaft, in der so viele Ärzte psychosomatisch
orientiert sind wie die der Gynäkologen. Die
»Gesellschaft für psychosomatische Gynäkologie und Geburtshilfe« zählt über 1000 Mitglieder.
In diesem Bereich wächst die Nachfrage nach
Fortbildungsveranstaltungen. Regionale Zusatz-
verbände bilden sich, die Jahresbände »Psychosomatische Gynäkologie und Geburtshilfe«
werden zunehmend als Basisliteratur wahrgenommen. Auf diesem Gebiet stellt die »Gesellschaft für psychosomatische Gynäkologie und
Geburtshilfe« international die mitgliederreich-
ste Einheit dar. Nimmt man sich diese Jahresbände vor, die deren Arbeit protokolliert, ist man be-
eindruckt, wie differenziert vorgegangen wird.
Die Ansätze, Überlegungen, Beobachtungen, die
hier diskutiert werden, passen nicht ins klassi-
sche Bild der Gynäkologen. Vom konservativen
Flügel der Gynäkologen wird den psychosoma-

tisch orientierten Ärzten der Vorbehalt entgegengebracht, sie seien nicht wissenschaftlich genug, sie wüßten ihr Anliegen nicht richtig auszudrücken, ihr Gebiet sei so verwaschen, so verschwommen ... Und wir können verstehen, warum die Vorwürfe in diese Richtung tendieren. Das Vorhaben der psychosomatischen Geburtshilfe ist es, entscheidende Faktoren, die nicht im Blickwinkel der »monokausalen Denkweise der naturwissenschaftlichen Medizin« liegen, ins Zentrum zu rücken. »Zur Bewältigung von psychischen Konflikten, die sich hinter vielen Krankheiten verbergen, brauchen wir die Mitarbeit der mündigen Patientin«, schreibt der Arzt Manfred Stauber.[82]

Das problematische Arzt-Patient-Verhältnis wird von den Psychosomatikern facettenreich untersucht. Vom geheimen Wunsch der Patientin, eine organische Krankheit zu haben, um besser von anderen Konflikten abzulenken, was sie dem Arzt gegenüber in eine autoritätshörige Position manövriert, bis hin zum Umgang mit Scham, Schmerz oder biographischen Zusammenhängen, die Fehlgeburten oder Komplikationen von Schwangerschaft und Geburt erhellen; Klinik, Ethik und Recht der künstlichen Befruchtung, unbewußte Abläufe bei Störungen von Schwangerschaften, kurzum, die Mühen der »Gesellschaft für psychosomatische Gynäkologie und

Geburtshilfe« lassen auf eine Zukunft hoffen, in der der Sensibilität von Frauen mehr Beachtung und Achtung geschenkt wird, in der die Verständigung zwischen Ärzten und Frauen bestimmend ist und in der dem Profilierungsbestreben von Karrieristen Einhalt geboten wird, wenn es auf Kosten von Frauen geht.

19. Die Antischmerzmedizin – eine leidende Disziplin

Es gibt kein Schmerzgedächtnis, und dafür danken wir Dämonen und Göttern. Unsere Erinnerung kann keinen Schmerz abrufen, auf eine Skala setzen und vergleichen – könnten wir es, hätte vermutlich jede Frau höchstens ein Kind.

Für die Geburt gibt es kein Verfahren zur Schmerzlinderung, das aufgrund seiner Vorteile völlig uneingeschränkt Anwendung finden kann. Die Schmerzreduzierung bei der Geburt muß gleichzeitig vielen verschiedenen Anforderungen gerecht werden, denen bisher kein einziges Mittel uneingeschränkt nachkommen kann. Zusammengenommen bestehen immer allerlei Risiken, die Folgen sind nicht immer genau abzusehen. Ein optimales Schmerzmittel sollte die Wehenschmerzen verringern oder gar beseitigen, ohne die Frau an der Mitarbeit während der Geburt zu hindern, ohne toxisch zu sein und ohne das Atmungszentrum des Fötus zu beeinflussen. Außerdem sollte die Wirkungsweise sensibel steuerbar sein, um es bei jeder Frau nur nach Bedarf einsetzen zu können. Bisher bringen Schmerzlinderungsmittel Nebenwirkungen mit sich, die andere Körperfunktionen beeinträchtigen können, oder sie sind, wie im Fall der Periduralanästhesie (PDA), noch immer mit Vorsicht, viel Erfahrung und in stetiger Kooperation von Geburtshelfern und Anästhesisten anzuwenden – was in Kliniken nicht immer durchführbar ist.

Es kommt hinzu, daß Ärzte seit langem feststellen können, daß gynäkologische Schmerzzustände in gewisser Weise unabhängig vom klinischen Befund sind und daß bei vergleichbaren Diagnosen mal sehr heftige, mal geringfügige Schmerzen auftreten. Auch der Verlauf der Schwangerschaft sagt wenig über die bevorstehende Entbindung. Gebären bleibt unvorhersehbar. Wovon die Dauer und der Ablauf der Geburt abhängt, bleibt medizinisch ein Rätsel. Unbewußt findet zwischen Kind und Frau ein komplexes Abwägen von Neigungen statt. Die Ambivalenzen der beiden suchen einen Kompromiß. Die Verhandlungen bleiben geheim. Ein Arzt kann eine komplikationslose Schwangerschaft betreuen und annehmen, daß die Entbindung ohne größere Überraschungen ablaufen wird, und dann erlebt ausgerechnet diese Frau die Geburt als schrecklich und dramatisch. Umgekehrt kann eine ängstliche und angespannte Frau mit vielen Beschwerden relativ problemlos ihr Kind zur Welt bringen. Das Schmerzempfinden ist individuell verschieden. Das führt bei Ärzten unausgesprochen zu der Tendenz, sich bei ihrer Diagnose primär nicht an die oft diffusen, zaghaften oder gar ausbruchartigen Mitteilungen der Patientinnen über ihr Schmerzbefinden zu halten. Dabei ist das Verhältnis zum Schmerz weder unbedeutend noch zufällig. Hier werden im Unbewußten ungeladene Gäste vorstellig: die eigene Mutter, der eigene Vater, der Mann, die anderen – wie man sich hier offenbart, ausliefert, weigert, steht im Unbewußten in Beziehung zu diesen Menschen. »Und bei allem geschieht hier etwas äußerst Eigenartiges, was man auch in anderen extremen Situationen beobachten kann, in die sich die Existenz begibt, dort wo der Mann oder die Frau plötzlich von einer Kraft überholt werden, die ganz weit in die eigene Existenz und die Geschichte der Menschheit zurückgreift, als würde ein anderes Ich die Staffel übernehmen, ein archaisches Selbst, das aus den tiefsten Zeiten der Menschheit auftaucht (diese Urzeiten, die im Unbewußten schlummern) – zum besten und schlimmsten in der Lage.«[83]

Der Schmerz gilt allgemein als Signal. Der Geburtsschmerz wurde auch häufig so gedeutet, daß die Gebärende dann wisse, daß sie Hilfe holen muß, um sich in Sicherheit zu bringen. Nun ist es aber so, daß dieser Schmerz weder fördernd ist noch eine regulierende Rolle einnimmt und eine Intensität annehmen kann, die alle anderen menschlichen Schmerzerfahrungen in den Schatten stellt – »stärker als z. B. der Karzinomschmerz oder die post-herpetische Neuralgie« bekennen Ärzte.

Im August 1993 trafen sich in Paris 4000 Ärzte zum »7. Congrès Mondial sur la douleur«. Wenn wir hören, daß 1974 beim ersten Schmerzkongreß 800 Ärzte gekommen waren, könnte man erfreut sein, daß diejenigen, die uns heilen mögen, vom Thema Schmerz zunehmend sensibilisiert scheinen. Die Sorge der Ärzte kreist um das Risiko, daß Patienten von Betäubungsmitteln süchtig werden könnten, was erfahrenen Schmerztherapeuten zufolge jedoch nicht der Fall ist. Vor allem sind es die Medikamente gegen Schmerzen, die Beklemmungen unter den Medizinern auslösen. Für sie als Ärzte ist der Umgang mit Betäubungsmitteln sichtlich beunruhigend. Dabei hinterläßt die Tatsache, daß – im Unterschied beispielsweise zu Frankreich – die Schmerzbefreiung hierzulande mit derartigen Skrupeln verbunden ist, ein tiefes Unbehagen. Ist es Feigheit, die vor der Verantwortung zurückscheut und die eigene Sicherheit vor die Hilfeleistung stellt? Die Zahlen sprechen eine andere Sprache. Das Verschreiben von Morphium hat in vielen Industrieländern zwischen 1984 und 1990 deutlich zugenommen. Japan, China, die Philippinen und der Bundesstaat Texas änderten ihre diesbezügliche Rechtsprechung, um die Ärzte zu schützen. Auf dem Pariser »Schmerzkongreß« wurde über Krebs, über Aids, über Verantwortung, Risiko und vermeintliche Suchtgefahr debattiert und gestritten. Verantwortungsbewußt führten die teilnehmenden Ärzte endlose spiralförmige Diskussionen über grundsätzliche ethische Fragen. Der Schmerz setzt die Betroffenen in eine beklemmende Lage. Der Leidende hat keine gute Presse, keine Lobby. Wer sich über Schmerz beklagt, ist überempfindlich, wenn nicht gar hysterisch. Darüber hinaus scheinen die psychologischen Aspekte, die Schmerz verursachen oder begleiten, Neuland zu sein. Fachpublikationen aus der Geburtshilfe erwähnen an dieser Stelle immer das »Angst-Spannungs-Schmerz-Syndrom«. Die fachspezifische Berichterstattung zu diesem Kongreß hinterläßt den Eindruck, daß der täglich von Frauen erlittene extreme Geburtsschmerz ausgeblendet wurde. Er stand nicht zur Debatte.

Schon der chronische Schmerz ist ein Stiefkind der Medizin. Die Ärzte, die sich speziell mit chronischem Schmerz auseinandersetzen, berichten, daß sie bisher sehr viel Mühe hatten, ihr Anliegen »Schmerz« überhaupt zu thematisieren, weil dieses Krankheitsbild weitgehend nicht anerkannt wurde. Nun wurde auf dem Deutschen Ärztetag 1996 endlich von der Bundesärztekammer beschlossen, einen neuen Bereich und damit eine Zusatzbezeichnung – »Spezielle Schmerztherapie« – einzuführen, denn es handele sich um eine spezielle Patientenklientel, der nur mit besonderen Kenntnissen zu helfen sei.[84] Auch wenn dies nicht direkt die Geburtshilfe berührt, ist der Umgang mit Schmerz offenbar immer problematisch. Das Leiden von Kindern erweist sich ebenfalls als neue Entdeckung. Da Kinder »undifferenziert« ihr Leiden zum Ausdruck bringen, meinten Ärzte bisher, Schmerztherapie für Kinder sei verzichtbar, weil sich Kinder später nicht an die erlittenen Qualen erinnern würden. Das gilt auch für die Schmerzen alter Menschen. Wie die Kinder können sie sich nicht wehren, und erst seit kurzem wird ihrem Leiden verstärkt Aufmerksamkeit geschenkt. Und Frauen beschweren sich nach einer Geburt so gut wie nie beim Klinikpersonal oder bei der Haushebamme über schlechte Hilfeleistung bei der Entbindung. Das neugeborene Kind beansprucht ihre volle Aufmerksamkeit.

EXKURS:
Die Pflicht zur Schmerzlinderung – von der Entstehung eines neuen Bewußtseins[85]

Im 19. Jahrhundert entsteht in der Ärzteschaft und überwiegend unter den Chirurgen ein Streit um ein neues Verständnis des Schmerzes und bringt somit die Annahme, Schmerz sei der Begleiter einer Genesung, einer guten Operation oder einer Geburt, ins Wanken. Es ist anzunehmen, daß noch Anfang des 19. Jahrhunderts dieser Glaube nicht nur ein Überbleibsel aus grauer Vorzeit darstellt, sondern tief in den Überzeugungen und Verhaltensweisen verankert ist. In der Geschichte der Medizin spielt die Chirurgie, durch ihre vorrangige Bedeutung in Kriegszeiten, eine entscheidende Rolle. Die eiligen Amputationen auf den Schlachtfeldern fordern rationale und effiziente Vorgehensweisen unter extremen Bedingungen. Und hier geriet bezüglich des Schmerzes im Bewußtsein der Ärzte etwas in Bewegung. Der Baron Larrey, erster Chirurg der napoleonischen Garden und Generalinspektor im Dienst der Gesundheit der Armee, beschreibt in seinen Memoiren[86] seine Sorge und Mühe um die Schmerzvermeidung. Seine Protokolle lassen erkennen, für wie dringlich er die Lösung dieses Problems hält. Larrey schließt aus seinen Erfahrungen, daß die Schmerzvermeidung als oberstes Ziel des medizinischen Fortschritts zu gelten habe. Auch er muß vehemente Anfeindungen aus der Kollegenschaft hinnehmen. So wie auch Émile de Gérardin, der 1828 der »Académie de Médecine« die Anästhesieversuche aus Großbritannien vorlegt, wird er in Fachkreisen isoliert. Die Körperschaft der französischen Mediziner zeigt Skepsis und Verachtung. In der ersten Hälfte des 19. Jahrhunderts scheint das Dilemma zwischen der Einsicht in die Nutzlosigkeit und Unerträglichkeit von Schmerzen einerseits und der Überzeugung, daß es dagegen kein Mittel geben könne, unauflösbar zu sein. Obwohl die Auswege schon greifbar nahe sind, bleiben sie dennoch unbeachtet. Die aus dem Jahr 1840 stammende Feststellung von Alfred Velpeau, »den Schmerz durch künstliche Mittel zu umgehen, ist eine Chimäre«, wird häufig in der medizingeschichtlichen Literatur als Beweis für die Indifferenz der Ärzte gegenüber körperlichen Leiden herangezogen. Man sah darin den Beleg für die Einstellung der Ärzte, Schmerz zum Schicksal oder zum notwendigen Begleiter von Genesung zu erklären. Bei Operationen, die häufig öffentlich sind, lieferte er den Beweis von Vitalität und erzeugte für das Publikum den unabdingbaren Spannungseffekt. Derselbe Velpeau zeigt sich aber 1847 als vehementer Befürworter der Anästhesie. Er verfaßt in seinen »Leçons« eine Ethik des Arztes gegenüber dem Problem des Schmerzes, in der er die Rechte des als Subjekt verstandenen Kranken und die Pflichten des Arztes formuliert. Ebenfalls in der ersten Hälfte des 19. Jahrhunderts wird der Apotheker Friedrich Sertürner aus Eimbeck das Morphium und seine schmerzstillende Wirkung entdecken. Bemerkenswerterweise werden zur gleichen Zeit, wie so häufig bei wichtigen Entdeckungen, parallel an verschiedenen Orten vergleichbare Experimente gemacht. In zahlreichen Berichten werden die Dosis und Wirkung von Äther und Morphium protokolliert. Um die Mitte des 19. Jahrhunderts finden die neuen Betäubungsverfahren verbreitet Anwendung, für die Ärzte eine ganz neue Situation: einen regungslosen Körper öffnen und operieren, der nicht mehr reagiert, und den Chirurgen in seiner Arbeit ablenkt! Die Teilnahmslosigkeit des Patienten, die den Arzt ganz auf sich zurückwarf, war sicherlich für diejenigen, die es probierten, nicht minder beängstigend als die Notwendigkeit, trotz starker Schmerzen und Schreie weiter operieren zu müssen. Eine erregte Diskussion ergreift die Ärzteschaft, die sich vor der Aufgabe sieht, die sensible

Grenze zur Überdosis zu definieren, Kontrollverfahren und Regeln zu schaffen. Restriktionen werden formuliert, die Angst, Abwehr und das Bewußtsein der Verantwortung der Ärzte in Anbetracht eines heiklen Verfahrens bezeugen. Der Wille des Patienten sei unverzichtbar, heißt es bei den einen; leichte Eingriffe, beispielsweise bei Mandelentfernungen, brauchten keine Betäubung, rufen die anderen. Hier bereits taucht auch schon die Frage auf, ob die Anästhesie ein Weg sein könnte, bei Geburten die Frauen von ihren Qualen zu erlösen. Der Pariser Chirurg Blandin wendet sich gegen die Betäubung mit Äther: Die Tatsache, daß der Patient sich an nichts mehr erinnere, müßte nicht bedeuten, daß er nicht gelitten habe, auch wenn es sich seinem Bewußtsein entziehe – ein schwer zu widerlegendes Argument. Aber alle diese Stimmen gegen den Einsatz von Betäubungsmitteln werden rasch leiser.

Der Edinburgher Professor für Geburtshilfe James Young Simpson setzt am 19. Januar 1847 Äther bei einer Entbindung ein. Sein Bericht erreicht im März 1847 das »Monthly Journal of Medical Science«, gleichzeitig präsentiert er sein Verfahren der Fakultät für medizinische Chirurgie von Edinburgh. Nachdem er an sich und an Assistenten mit der Wirkung von Äther experimentiert hat, ersetzt er es schon im November 1847 durch Chloroform. Gegen sein Verfahren wird Kritik laut. Er würde sich der Absicht Gottes, der den Frauen auferlegt habe, unter Schmerzen zu gebären, widersetzen. Auch Gott habe Adam, hält Simpson dagegen, in einen Schlaf versetzt, als er ihm eine Begleiterin schenken wollte, um ihm eine Rippe zu entfernen und dann seinen Leib wieder zu schließen. Mithin sei Gott als der erste Anästhesist anzusehen.

In etlichen Publikationen wird 1848 von den inzwischen 150 unter Betäubung durchgeführten Geburten berichtet. Die Risiken für Frau und Säugling werden diskutiert, vor allem die Gefahr, daß die Betäubung des uterinen Muskels die Wehen verhindere. Der Chirurg Paul Dubois macht es seinen britischen Kollegen nach. Er führt in Frankreich fünf Entbindungen unter Narkose durch und konstatiert keine Änderung der Wehen, hingegen berichtet er von einer für die Preßwehen günstigen Erschlaffung des Dammes. Obwohl alle diese Erfahrungen zu bestätigen scheinen, daß die Geburten unter Ätherbetäubung schmerzfrei und relativ gut verlaufen, entscheidet sich Dubois schließlich gegen diese »Applikationen«: »Schließlich scheint sich die Natur der Dinge allgemein zu der Anwendung von Äther in der Kunst der Entbindungen zu widersetzen. Während der Geburt ist alles unvorhersehbar, alles hat etwas von einem Notfall. Und kann der Geburtshelfer jederzeit ein Äthergerät bei sich führen? Und wenn er es erst besorgen muß, wäre da die Zeit nicht für Noteinsätze erforderlich?«[87] Dubois hat, so scheint es, Angst vor der eigenen Courage. Der Widerstand, den wir hier deutlich spüren können, weil Paul Dubois ihn so aufrichtig ausspricht, markiert eine Schaltstelle im Verhältnis der gebärenden Frau zu der ihr helfenden Person. Denn die Ohnmacht, in die die Frau durch die Betäubung versetzt wird, nimmt ihr die Staffel der Agierenden aus der Hand und reicht sie dem Arzt. Hier läßt sich genau festhalten, wie sehr der »Notfall« Geburt auch die Ärzte herausfordert. Nicht mehr die Frau ist in Not, der Arzt gerät in die Not seiner Verantwortung für sie. Und Dubois verweigert sich. Seine Kollegen Alfred Velpeau und Malgaigne protestieren und weisen ihn darauf hin, daß die Protokolle seiner Beobachtungen im Widerspruch zu den Schlüssen stehen, die er zieht. Die Presse schaltet sich in die Diskussion um die Schmerzlinderung mit ein, als die Wissenschaftler noch untereinander das Für und Wider diskutieren und noch keine öffentlichen Stellungnahmen verkündet sind. Die humoristische Zeitung »Charivari« und andere Zeitungen machen sich zum Sprachrohr der Neuigkeiten um das Wundermittel Äther. Und so findet sich hier das erste Beispiel für die Einmischung der Presse in eine wissenschaftliche Debatte – ein Übergriff, der zweifelsohne unter dem Druck der Hoffnungen der Öffentlichkeit geschieht. Die ersten Warnungen, das Publikum könnte über die Presse Druck ausüben und die Unvoreingenommenheit wissenschaftlicher Standpunkte tangieren, werden ausgesprochen. Währenddessen experimentieren in den USA Samuel Guthie, in Frankreich E. Soubeiran und in Deutschland Justus Liebig mit den Derivaten des Äthers und mischen die Lösung zusammen, die wir Chloroform nennen. Seine länger andauernde Wirkung macht die Betäubung kalkulierbarer, aber nicht weniger riskant. Am 7. April 1853 betäubt John Snow die Königin Viktoria, um ihr viertes Kind zu entbinden.

Einige Todesfälle bei Operationen unter Narkose verschärfen die immer noch vehemente Debatte über Risiken, Rücksichtnahme und Verantwortung. Ähnlich grundsätzlich wie die ethischen Vorhaltungen von Jean le Rond d'Alembert gegen die Pockenimpfung bewegt sich der Streit um die Betäubung in der Polarität der Interessen von Gemeinschaft contra Individuum. D'Alembert stellte die Gefährdung des einzelnen dem Schutz der Mehrheit gegenüber. In seltenen Einzelfällen hatte die prophylaktische Impfung den Tod von Menschen verursacht, die sonst vielleicht nie Pocken bekommen hätten. Wie hier auch gerät die medizinische Ethik schon bald auf deutlich politisches Terrain. Zwei ethische Grundsätze scheiden damals die Geister: das Leben als absoluter Wert oder das Leben als hohes Gut, aber nicht um jeden Preis. Der zweite setzte sich schließlich durch. Die Wissenschaftler von 1848 wußten sehr wohl um den politischen Charakter der unterschiedlichen Argumente. Malgaigne und die ersten Experimentierer mit Äther oder Chloroform wußten ganz klar, daß die Entscheidung, zugunsten einer Medizin ohne Schmerz die Risiken von tödlichen Unfällen auf sich zu nehmen, politischer Natur war. Erst retrospektiv erscheint diese Entscheidung als notwendig und legitim.

Die damaligen Justiz- und Bildungsminister verlangen von den Ärzten nicht, die Pro- und Contra-Betäubungsargumente zu erläutern; sie verlangen von den Ärzten, sich für die Unschädlichkeit von Chloroform auszusprechen, um seine Anwendung zu erlauben. Die Politiker holen sich vom Ärztestand eine Garantie, eine Versicherung, delegieren hier unmißverständlich ihre Entscheidungsmacht und führen somit die Ärzte in eine Rolle, um die sie nicht gekämpft hatten. So wird die Indikation von Betäubungsmitteln erlaubt, aber mit dem Gebot, sie nur erfahrenen Händen zu überlassen. An dieser Stelle treffen Wissenschaftler und Regierende aufeinander. Der Stand der Mediziner festigt seine Macht direkt auf den Fundamenten des Rechtsstaates. Und an diesen ersten Absprachen zwischen Wissenschaftlern und Regierenden nehmen die Bürger natürlich nicht teil. In diesen Absprachen steckt in erster Linie die Weigerung der Regierenden, die Unsicherheiten der Forschung dem einzelnen Bürger zur Disposition zu stellen. Gleichzeitig wird die Wissenschaft zum Instrument der öffentlichen Ordnung und ihrer Legitimation. Die ersten Prozesse finden statt. Dort einigen sich die Ärzte solidarisch, um der Justiz die Befugnis abzusprechen, darüber zu richten, wann betäubt werden dürfte oder nicht. Hier bekennen Ärzte die Möglichkeit des tödlichen Ausgangs für den Patienten und die volle Verantwortung des Arztes. Dieser Streit, der 1853 am Fall eines Patienten namens Breton ausgefochten wurde, verlagert die Rechte und Pflichten der Ärzte auf ein präzise abgestecktes juristisches Terrain.

Trotzdem bleibt die Anwendung von Chloroform immer heikel. Viele Patienten sterben nach der Betäubung an Herzversagen. Bald folgt die lokale Anästhesie, die 1884 durch die Forschungen von Carl Koller mit dem Einsatz von Kokain Einzug hält. Dank der Fortschritte von Chemikern, Apothekern und Ärzten in der Anwendung von Betäubungsmitteln verzeichnet das 19. Jahrhundert die entscheidende Wende im Umgang mit Schmerz: Er ist keine Strafe Gottes mehr, sondern ein umgehbares Übel. Diese Interpretation von Schmerz wird gegen Ende des 19. Jahrhunderts auch in die sozialen Debatten eingeflochten: Das Hinnehmen von politischen und sozialen Mißständen und das Erdulden von Schmerzen demonstrieren in gleicher Weise die Ohnmacht des Individuums.

Um die in Frankreich und Großbritannien sehr unterschiedlichen Diskussionen über den Schmerz zu erklären, schlägt die Medizinhistorikerin Roselyn Rey vor, einen Blick auf das jeweilige Verhältnis zur Kirche zu werfen. Sie stellt folgende These auf: Historisch läßt sich festhalten, daß in Frankreich die katholischen Geistlichen eine flexiblere Auslegung religiöser Texte gestatten. Aus katholischen Publikationen über Medizin entnehmen wir, daß der ärztliche Eingriff ein Abwägen bei der Reduzierung des Schmerzes zuläßt. Wichtig sei gewesen zu zeigen, daß Anästhesie bei der Geburt nicht mehr Risiken enthalte als bei anderen Operationen, daß sie das Überleben der Person fördern könne und dem Neugeborenen nicht schaden würde. Dieser Vorrang des zu erhaltenden Lebens hat sich in Frankreich viel mehr eingeprägt als der Respekt vor biblischen Vorgaben wie »in Schmerzen wirst Du gebären«. Frankreich kennt seit dem 17. Jahrhundert eine Tradition der Kritik der Auslegung religiöser Texte, die durch die Aufklärung verstärkt wurde. Dies führte traditionell zu einer Distanzierung vom wortwörtlichen Sinn religiöser Schriften. Die protestantischen Kulturen haben hingegen die strikte Rückkehr zum eigentlichen Text als der wahren Botschaft gefordert. Kann das erklären, daß die Frage nach einer schmerzfreien Geburt in Frankreich schon immer leichter gestellt wurde als in protestantischen Ländern?

Die Debatten unter den Medizinern des 19. Jahrhunderts und die damalige Forschung zur Schmerzvermeidung auch speziell in der Geburtshilfe werden heute aus feministischer Perspektive wenig beachtet. Die Wege der Schmerzvermeidung, die zur Periduralanästhesie und zum sicheren Kaiserschnitt führten, werden häufig – und verheerenderweise immer häufiger – als Entmündigung der Frau durch vorwiegend männliche Ärzte verstanden. Der Ärztestand gilt als konservativ und unbeweglich. Und er hat für diesen Ruf auch einiges getan. Die hauptsächlich mündlich überlieferten Erfahrungen von Frauen in der Geschichte des Hebammenberufes bleiben spärlich dokumentiert. Hingegen füllen die Nachweise wissenschaftlicher Fortschritte ganze Bibliotheken. An den ersten spannenden Debatten um Schmerzvermeidung von Velpeau, Malgaigne und den vielen anderen läßt sich schon erahnen, wie sehr die Erfahrungen und Kenntnisse von

Hebammen auf der Strecke bleiben. Der Prozeß der Säkularisierung des medizinischen Apparates hat die Hebamme als möglicherweise wichtige Stimme in der Geburtshilfe über lange Zeit verstummen lassen.

Nord-Süd-Gefälle: Geographie der Schmerzbewältigung

Im Berichtband über psychosomatische Gynäkologie und Geburtshilfe von 1991[88] fand ich eine explizite Erläuterung des sogenannten Nord-Süd-Gefälles in bezug auf die Schmerzbewältigung bei der Geburt. Bisher waren mir in Interviews punktuell Hinweise aufgefallen, sowohl von Frauen, Geburtshelfern als auch von Hebammen, die sich auf einen Nord-Süd-Unterschied bezogen, sowohl in der Schmerzbewältigung als auch im Umgang mit dem Schmerz von seiten der medizinisch Hilfeleistenden.

Über die Gebärenden berichten die Hebammen, daß Frauen aus südlichen Kulturen laut ihren Schmerz ausdrücken, während die Schmerzäußerung, wenn man Richtung Norden geht, eher unterdrückt wird. Je nördlicher man kommt, um so mehr gilt das Schreien als Kontrollverlust. In südlichen Ländern Europas, in denen der Lebensentwurf der Frau tendenziell eher auf das Mutterwerden ausgerichtet ist, wird das Schreien bei der Geburt kaum unterdrückt, es gehört sozusagen zum Vorgang dazu.

Das Wissen darüber kann in nördlichen Ländern fatale Auswirkungen haben. So kann es passieren, daß akute Schmerzen von Patienten aus südlichen Ländern weniger Beachtung finden, weil man ihre Schmerzäußerungen eher für übertrieben hält. Eine Studie über akute Blinddarmoperationen belegt, daß südländische Patienten in nördlichen Ländern eher sterben als Einheimische (in diesem Fall bezog sich die Studie auf Männer).

Was die Schmerzlinderung bei der Geburt betrifft, so vertreten manche Gynäkologen die Auffassung, daß der Anspruch auf eine humane – und das heißt von den Schmerzen her erträgliche – Geburt um so häufiger erhoben werde, je weiter nördlich man komme. In südlichen Ländern sei eher eine Bereitschaft festzustellen, Schmerzen zu erdulden. Konkret erklären die Ärzte dies mit dem Bewußtsein bzw. Selbstbewußtsein der Frauen in nördlichen Gesellschaften: Je selbstbewußter, gebildeter und autonomer Frauen seien, desto klarer verlangten sie Mittel, die Schmerz lindern oder ausschalten – und zwar immer in Form der Periduralanästhesie. Die militanten Hausgeburt-Fraktionen, die gegen Schmerzlinderung und gegen die Präsenz von Ärzten sind, erwidern an dieser Stelle, ihre Klientel komme überdurchschnittlich oft aus gebildeten und beruflichen qualifizierten Kreisen. Nun ist dieses Nord-Süd-Gefälle aber bemerkenswerterweise auch bei Ärzten vorhanden: »Deutlich weniger Kolleginnen und Kollegen aus Süddeutschland (haben) die Fortbildungsveranstaltungen für psychosomatische Gynäkologie und Geburtshilfe besucht. Deutlich weniger wissenschaftliche Arbeiten zur psychosomatischen Geburtshilfe und Gynäkologie (kommen) aus dem süddeutschen Raum und (es gibt) deutlich weniger Mitglieder der ›Deutschen Gesellschaft für psychosomatische Geburtshilfe und Gynäkologie‹ aus Baden-Württemberg und Bayern.«[89] So läßt sich beobachten, daß die Problematisierung von Schmerz sowie die Bereitschaft, Schmerz auszuhalten, eine Geographie kennt.

Die Periduralanästhesie (PDA): das Wundermittel[90]

Im Jahr 1909 berichtet Stoeckel über die erste peridurale Analgesie in der Geburtshilfe. Cathelin und Siccard beschreiben ein Jahr später den Vorgang eben dieser Art von Schmerzbetäubung. 1931 ergänzen Aburel und Cleland die theoretische Grundlage dieser Anwendung. Verschiedene Methoden der Schmerzlinderung werden mit der Entwicklung der Katheter, die auf den Markt kommen, verfeinert. Bis in die fünfziger Jahre war die effektive Schmerzlinderung während der Geburt mittels eines epiduralen Blocks nur auf Nordamerika beschränkt.

In der BRD wird die Periduralanästhesie seit Anfang der achtziger Jahre verbreitet durchgeführt.

Durch den Lähmungseffekt, den sie während der Geburt bewirkt, ist die PDA für viele Frauen psychisch eine sehr angstbesetzte Vorstellung. Die Idee einer vorübergehenden Lähmung erweckt die Befürchtung, sie könnte dauerhaft sein. Es gibt bei der PDA Komplikationen, die auftreten können, aber die dauerhafte Lähmung gehört eigentlich nicht zu diesen Risiken. So bezieht sich die angstbesetzte Vorstellung von einer bleibenden Lähmung nicht auf konkrete Fälle, sondern erweist sich als selbstproduzierte Angstvision. Allerdings können bei der PDA eine Menge anderer Komplikationen auftreten. Kreislaufprobleme oder zentrale Krämpfe sind bei jeder Lokalanästhesie möglich, wenngleich sehr selten. Der Periduralanästhesist aber kennt diese Risiken. Je mehr Erfahrung er hat, um so seltener treten diese Komplikationen auf.

Die Linderung der Geburtsschmerzen ist in den Fachbereichen Gynäkologie und Anästhesie angesiedelt. PDA und Kaiserschnitt werden bei 20 Prozent der Geburten angewandt. Etwa zehn Prozent der Frauen erleben relativ schmerzfreie Geburten. Es bleiben also 70 Prozent aller Geburten, die als normal bezeichnet werden und von denen Frauen berichten, welch ungeheuerlichen akuten Schmerz sie empfunden haben. Zu diesem Zeitpunkt ist entweder eine PDA nicht mehr möglich, oder der Kaiserschnitt wird für nicht notwendig befunden. Wenn Opiate verabreicht werden, nimmt man eine Atemdepression und gegebenenfalls eine Narkotisierung des Kindes in Kauf, die sich im Körper des Kindes nicht sofort wieder abbaut. So läßt sich die Scheu vor der Anwendung schmerzdämpfender Mittel nachempfinden. Die Periduralanästhesie hat erst spät Eingang in die Gynäkologie gefunden. Erst die enge Zusammenarbeit von Anästhesisten und Gynäkologen hat zu ihrer Verbreitung geführt. Sehr bald verlangten Frauen diese Form der Betäubung und schafften somit eine Nachfrage. Das heißt zugleich, daß Frauen sehr wohl Einfluß darauf haben, welche Verfahren und Strategien durchgeführt werden.

Nun ist die Haltung zum Einsatz von PDA in den einzelnen Ländern sehr unterschiedlich. Immer häufiger hören wir Töne, die Geburt banalisieren und dabei das Natürliche betonen. Nicht weniger vernehmbar sind aber auch Mediziner, die jede Geburt für potentiell so risikoreich halten, daß sie die Entbindung außerhalb der Krankenhäuser für unverantwortlich halten. In Frankreich spielt der Anspruch, die Frauen von der Barbarei der Schmerzen zu erlösen, eine ebenso große Rolle wie der Anspruch auf Sicherheit. So wird dort auch die PDA verstanden. Der Schmerz erfülle an und für sich keinerlei positive Funktion. Im Gegenteil, die Streßhormone können bei der Frau einen sehr hohen Blutdruck bewirken, Hyperventilation herbeiführen, Herzjagen, Angstzustände, was alles nicht gerade förderlich für die Frau ist und sich auch auf das Kind auswirkt. Die PDA ermöglicht der Gebärenden, das Geschehen weniger erschöpft wahrzunehmen. Hebammen in Frankreich zeigen sich über die Befreiung von Schmerzen erleichtert, sie ermögliche zwischen ihnen und der Entbindenden einen kooperativen und respektvollen Kontakt. »Früher wurden die leidenden Frauen durch den Schmerz infantilisiert, sie regredierten schrecklich, bezwangen uns, sie permanent zu trösten und Händchen zu halten. Unter PDA ist es nun endlich möglich, von einer Kooperation zu sprechen. Unter zerreißenden Schmerzen ist der Begriff der Kooperation eine schiere Verlogenheit. Die moderne Geburtshilfe braucht nicht mehr die wildgewordene Frau, die unerreichbare, die sich im Schmerz vollkommen entfesselt.« Dabei räumen diese Hebammen ein, daß der Preis dieses immensen Fortschritts eine gewisse Unbequemlichkeit mitbringt. Die Frau kann nicht herumlaufen, sie ist an Geräte buchstäblich angebunden.

Sowohl diesseits wie auch jenseits des Rheins wird deutlich, für wie unangemessen die Vorstellung von Bequemlichkeit im Zusammenhang mit Geburt gehalten wird, ja sie ist so gut wie verpönt. Als würde damit die Bedeutung der Geburt geschmälert und der Frau etwas »Elementares« vorenthalten, als konzentriere sich im Wehenschmerz ein ganz anderer Schmerz, den Menschen in sich tragen: der Schmerz an der Vergangenheit, den man hier bereinigen kann. Dieses Verständnis von Geburtsschmerzen ist ein riskanter Pfad. Häufig offenbart sich hier nämlich ein Mystizismus, der das Weibliche in sehr nebulöse Landschaften zerrt. Nichtsdestotrotz ist bei der Geburt der metaphysische Schmerz der eigentliche Faktor der Verwandlung weiblicher Identität. Und wie spannend die Vielfältigkeit der Strategien: diejenigen, die sozusagen mit Augenbinde dort antreten, diejenigen, die sich für diese »Reise« die schärfsten Brillen angefertigt haben, die darauf pochen, nur in Begleitung dort hindurchzugehen, die Totalverweigerinnen usw. ... Der Erfolg der Periduralanästhesie freilich be-

201

zeugt, daß sich immer mehr Frauen selbstbestimmt dem weiblichen Urereignis stellen: weil ihre Furcht vor physischen Schmerzen größer ist als die Lust auf metaphysische Eskapaden, fordern sie die PDA. Die Befreiung vom »altüberlieferten« Fluch wird zum Grundrecht.

Die Schmerzlinderung ist im Grunde auch eine Forderung der Gesellschaft. Es sind alle, die um die Entbindende stehen, die eine »friedliche« Geburt wünschen. Welchen Platz kann denn die wildgewordene Frau, die unerreichbare, die im Schmerz vollkommen Entfesselte einnehmen? Dafür gibt es keinen Platz. Die Roheit des Geburtsvorgangs stellt für alle, die eine Geburt miterleben, etwas Ungeheuerliches dar. Die PDA erspart den Beteiligten die Konfrontation mit dieser Ungezügeltheit, die einen Laien vor Furcht ans Ende der Welt fliehen lassen könnte.

Kaiserschnitt: Last Exit oder Entfremdung?

Der Mutter von Caesar wird die erste Kaiserschnittgeburt zugeschrieben. Es ist aber anzunehmen, daß die Praxis noch viel älter ist. Bis zum sechzehnten Jahrhundert jedoch werden Kaiserschnittgeburten nur im Falle des Todes der Frau vorgenommen. Selbst Kinder, von denen man nicht sicher ist, ob sie noch leben, werden aus dem toten Körper der Mutter geholt, um gegebenenfalls getauft zu werden. Der Kaiserschnitt wird als »notwendige Grausamkeit« beschrieben. Erst im 16. Jahrhundert berichtet die medizinische Literatur vom Schnitt an einer lebenden Frau. Der Schweizer Schlachter Jacques Nufer nahm ihn an seiner eigenen Frau vor, nachdem zahlreiche Hebammen und drei Chirurgen kapituliert hatten. Die Frau überlebte den Eingriff und gebar ein Jahr später Zwillinge, heißt es. Die Nachricht verbreitete sich rasch, und bereits 1581 erschien von François Rousset – seinerzeit ein berühmter Chirurg – das erste medizinische Handbuch über Kaiserschnittgeburten an lebenden Frauen. Präzise wird der Vorgang dort erläutert. Die neue Möglichkeit wirft damals schon brisante ethische Fragen auf.

Wenn wir heute Ärzte fragen, warum die Kaiserschnittrate so deutlich ansteigt, erfahren wir, daß der Eingriff selbst immer risikoärmer wird. Das heißt, daß in Fällen, die schwierig bis kritisch erscheinen, die Mediziner im Abwägen aller zur Verfügung stehenden Möglichkeiten immer leichter einen Kaiserschnitt anordnen. Zwei, drei Wochen vor der Geburt wissen manche Frauen schon, daß sie sich einem Kaiserschnitt unterziehen werden. Abgesehen von Komplikationen, bei denen ein Eingriff geboten ist, »reicht« häufig schon die Lage des Kindes, sich für den Kaiserschnitt zu entscheiden. Bei Beckenlage wird von vornherein der Kaiserschnitt geplant. »Zum Glück kann heute jede Frau nahezu für sich selbst entscheiden, ob sie sich einen Kaiserschnitt wünscht.« Diesen Satz können besonders gut Frauen verstehen, die bereits entbunden haben, inzwischen stößt er allgemein auf immer größere Akzeptanz. Für Frauen aber, die noch kein Kind haben, wird er allerdings etwas merkwürdig klingen. Denn in einem Kontext, in dem Natürlichkeit und Ursprünglichkeit immer größer geschrieben werden, wird ein aus freien Stücken gewählter operativer Eingriff mit viel Skepsis besehen. Schließlich wird dabei ein vermeintlich identitätsstiftendes Urerlebnis links liegengelassen.

Aber die Frage, warum wir uns heute noch der Grausamkeit der »natürlichen Geburt« unterziehen müssen, ist mehr als legitim. Die Aufgabe aller, die der Gebärenden assistieren, muß es auch sein, ihr unerträgliche Schmerzen zu ersparen. Eine Hebamme sagte dazu: »Auf der einen Seite ist dies Folter, die nicht nötig ist. Aber die schmerzlindernden Mittel haben alle ihren Preis. Der Preis ist, daß vom Erleben ein Stück fehlt.«

Die Frage ist, welchen Stellenwert wir diesem »Stück Erleben« beimessen. Bringt die Erfahrung, dem Tod gerade entronnen zu sein, Weisheit oder ein Gefühl, nun um so intensiver zu leben, mit sich? Wir hören häufig, wie extreme Erfahrungen wie z. B. Unfälle oder die Gewißheit einer unheilbaren Krankheit zu regelrechten Coming-outs führen, die erst das Gefühl »richtig« zu leben vermitteln. Aber kann eine Geburt nicht auch ohne »Naturkatastrophe« intensiv erlebt werden? Im kollektiven Unbewußten gibt es eine Einstellung zum Geburtsschmerz, die Frauen selbst mit tragen: Die Wehen auszuhalten, ist quasi gleichbedeutend mit der Fähigkeit, ein Kind zu gebären, die Prüfung zu bestehen. Als hätte ein sadistisches Frauenkollektiv, das selbst durch alle Qualen gegangen ist, einen Maßstab für anerkanntes Gebären gesetzt. Implizit wird den Frauen, die sich wirksamer Schmerzmittel bedienen oder sich gar für den Kaiserschnitt entscheiden, suggeriert, daß sie sich um das wahrhaftig Weibliche gedrückt hätten, daß ihnen das Wesentliche entgangen sei, daß sie nicht mitreden könnten. Diese Ansicht wird in Gesprächen mit Frauen, die via Kaiserschnitt oder Periduralanästhesie entbunden haben, deutlich spürbar. Sie verhalten sich wirklich so, als dürften sie nicht mitreden, als seien sie wegen Dopings disqualifiziert. Sind wir andererseits nicht versucht, die Frauen, die ohne Schmerzmittel entbinden, als Masochistinnen anzusehen? Mein Verdacht ist, daß dieser Diskurs keineswegs aus Masochismus entsteht: aus dem Mund von Hebammen, anderen Müttern oder Ärzten ist sicherlich ein Quantum Sadismus dabei, werdende Mütter hingegen sind einfach Opfer blanker Indoktrination.

Könnte es auch sein, daß erst dann die Macht, die in weiblichen Möglichkeiten eingebunden ist, souverän gelebt werden könnte, wenn Frauen sich der ihnen vorgeblich vorbestimmten Tortur entledigen könnten? Heute haben wir, zwar auf sehr wackeligen Füßen, das Recht auf Abtreibung für uns. Aber ist die freie Entscheidung, möglichst schmerzfrei zu gebären, nicht auch ein Grundrecht? Ist der Anspruch, sich der Demütigung durch die ungeheuer schmerzhaften Anteile von Geburt entledigen zu wollen, nicht verfassungswürdig?

Jede Frau, die wünscht, ohne Angriff auf ihre psychische und physische Integrität zu gebären, soll dies im Rahmen von geburtsbegleitender Fachkompetenz tun können. Das wäre eine der möglichen geschlechtsspezifischen Auslegungen des Grundsatzes »die Würde des Menschen ist unantastbar«. Und selbst wenn sozusagen das schwer Annehmbare – die Geburtsschmerzen –

aufgehoben ist, selbst dann ist das »Zutagetreten« eines neuen Menschen aus unserem Leib nicht weniger rätselhaft, nicht minder schwer verständlich. G. Read, Geburtshelfer und Verteidiger der »natürlichen Geburt«, der zweifelsohne mit seiner Beobachtungsweise ein beachtliches Stück Einfühlsamkeit und Sensibilität einführt und somit unbestritten einen Beitrag zur Humanisierung der Geburtshilfe leistet, kann es aber nicht lassen, die Erträglichkeit von Schmerzen aus der Sicht des Geburtshelfers zu sehen und so der Gebärenden jegliches Urteilsvermögen abzusprechen. »Die Zivilisationsgeburt ist grundsätzlich eine physiologische und natürliche Entbindung«, schreibt er, »die nur durch das Aufzwingen unnatürlicher Gemütszustände krankhaft gemacht worden ist.«[91] L. Janus wendet dagegen ein, daß: »... die menschliche Geburt in besonderer Weise kompliziert und langwierig ist und das menschliche Neugeborene in besonderer Weise unfertig ist. Auf der somatischen Ebene gehen damit vitale Gefährdungen einher und auf der physiologischen Ebene Zustände von Streß und Hyperstreß.«[92] Der Geburtsforscher Dagobert Müller spricht von einer »Evolutionspathologie«: Sich zu weigern, den sogenannten normalen Geburtsvorgang als an und für sich heikel anzusehen, verstelle den Blick, indem es alle fragwürdigen Begleiterscheinungen an den Rand drücke und sie zu Kleinigkeiten degradiere, und verrate eine grundlegende Respektlosigkeit vor der Frau. Read, der auf das Prinzip der »Natürlichkeit« pocht, zeigt sich empört: »Die Narkose bei der Zivilisationsgeburt wird in erster Linie zur Befriedung des Fluchtverlangens aus Furcht gegeben.« Warum ist das nicht legitim? Daß Furcht Fluchtverlangen erzeugt, wird doch sonst sehr verständnisvoll aufgenommen. Woher sollten Frauen die Gabe haben, ihre Furcht nicht mindern oder nicht vor ihr fliehen zu wollen? Die Erwartung an Frauen, Angst und Schmerzen auszuhalten, ist eine der Quellen der Mystifikation von Mütterlichkeit. Andererseits legitimiert Read die Narkose bei der anormalen oder operativen Entbindung. »Hier ist der Schmerz wirklicher Schmerz durch Gewebezerreißung und übermäßige Spannung.« Es gibt also den wirklichen und den unwirklichen Schmerz. Hier verrät Read seine eigentliche Geringschätzung der Wehenschmerzen. Zwar schreibt er: »Eine Gebärende in ihrer Qual sich selbst zu überlassen und ihr die medizinische Linderung ihrer Leiden zu verweigern, ist ein Verbrechen«, fügt aber direkt hinzu: »Ein ebenso großes Verbrechen ist es aber auch, darauf zu bestehen, daß das Bewußtsein der natürlichen Mutter lahmgelegt wird.«[93]

Und dennoch: der Kaiserschnitt, ob er nun von Naturfreaks verteufelt wird oder selbstbewußt gefordert wird, er wird auch nichts Grundsätzliches an der Schwierigkeit ändern, die Realität des Gebärens im Verständnis von weiblichen Möglichkeiten zu integrieren.

Ob Naturkult oder einseitige medizinhörige Haltung – die Unzähmbarkeit der Geburt bleibt stur bestehen. In der eindeutigen Verdrängung des realen Geschehens hat der Kaiserschnitt schon fast etwas Aufrichtiges. Folter, nein danke.

20. Der Zynismus der psychoanalytischen Theorie von Helene Deutsch – der Geburtsakt als Gipfel sexueller Lust

Freud hat die weibliche Sexualität mit großer Vorsicht behandelt und an vielen Stellen die Unvollständigkeit seiner Entwürfe explizit thematisiert: Er entläßt uns mit offenen Fragen. Seine Skepsis und sein Zögern hat er nicht kaschiert. Der sehr schwierige Zugang zu präödipalen Gemütszuständen bei Frauen läßt ihn annehmen, daß »weibliche Analytiker, wie Jeanne Lampl-de Groot und Helene Deutsch, diese Tatbestände leichter und deutlicher wahrnehmen konnten, weil ihnen bei ihren Gewährspersonen die Übertragung auf einen geeigneten Mutterersatz zu Hilfe kam. (...) Alles auf dem Gebiet dieser ersten Mutterbindung« sei »so altersgrau, schattenhaft, kaum wiederbelebbar«, so undurchdringlich, daß Freud es »nicht dahin gebracht (hat), einen Fall vollkommen zu durchschauen«[94].

Wenn wir uns die erste Garde der Analytikerinnen anschauen, sehen wir mutige, wissensdurstige und emanzipiert wirkende Frauen, starke Frauen, die sich, fasziniert von Freuds Entdeckungen, der Psychoanalyse annehmen, zweifelsohne eine Avantgarde von Forscherinnen, die in den ersten Jahrzehnten unseres Jahrhunderts zielstrebig ihrem Erkenntnisinteresse nachging. Ohne ihre Verdienste schmälern zu wollen, muß im Rückblick auch festgestellt werden, daß einige der Analytikerinnen der ersten Stunde, wie Marie Bonaparte und Helene Deutsch, dennoch artige Töchter des Übervaters Freud geblieben sind. Selbst in ihren Entwürfen zum Weiblichen haben sie der Frau stets Autonomie und eigenes Begehren abgesprochen. Während Freud das Terrain der Sexualität vorrangig dem Psychischen zuordnet, stellt die Physiologie für seine Schülerinnen Bonaparte und Deutsch eine unverrückbare und bestimmende Schicksalsmacht dar. Mit Begriffen, mit denen Freud zaghaft das Sexuelle charakterisierte, untermauern die Analytikerinnen die Schneisen geschlechtsspezifischer Polarität, die gewiß ein zutreffendes Spiegelbild der bürgerlichen Frau im ersten Viertel unseres Jahrhunderts wiedergeben, die sie zugleich aber durch ihre Hörigkeit als folgsame Schülerinnen der von Freud nur vorsichtig angedeuteten Zuschreibungen psychoanalytisch fesselten. Es mußte einige

Jahrzehnte dauern, bis dem entschieden widersprochen wurde.

Auch wenn die Zuschreibungen, wie Helene Deutsch sie vornahm, aus heutiger Sicht unannehmbar sind, enthält ihr Hauptwerk zum ersten Mal zahlreiche interessante Beobachtungen insbesondere über Geburt. Im Kapitel »Psychologie des Entbindungsaktes«[95] findet sich die umfangreichste und facettenreichste Beschreibung der psychischen Herausforderung durch den Prozeß der Geburt. Deutsch zerlegt die vielen Angst-Faktoren, die sich bei diesem Ereignis häufen. Sie untersucht die Verzerrung und die Verfälschung, die der Vorgang im nachhinein erfährt. Sensibel beschreibt sie die Ungeduld der Schwangeren kurz vor der Geburt, die die Harmonie zwischen ihr und dem Kind zu stören beginnt und so die Trennung vorbereitet. »Es ist wie eine Vorsorge der Natur, die bevorstehende Trennung vom Kinde nicht als zu schmerzhaft zu gestalten.«[96] Deutsch beschreibt das Dilemma der unausweichlichen Trennung vom Kind – die vielen Ambivalenzen, die diese Trennung begleiten, die Neigung zur Verlängerung von Schwangerschaft, die vielen Widerstände. Und sie schreibt auch, daß trotz Semmelweis und trotz der mittlerweile recht großen Wahrscheinlichkeit, die Entbindung zu überleben, es noch nicht gelungen sei, die »Todesangst der Frau« zu eliminieren: »Ihre tiefsten Quellen sind uns nicht zugänglich.« Deutsch spricht hier von einer »Urangst« – »eine Furcht, die sonst einer realen Lebensgefahr entspricht«[97]. Eine mögliche These zur Erklärung der Todesangst sei die »unerledigte und schuldbeladene Beziehung zur eigenen Mutter«. Weiterhin führt Deutsch als angstauslösenden Faktor die Trennungsangst ein, die aber nicht nur ein sentimentales Sich-vom-Kinde-Trennen bedeute, sondern, viel bedrohlicher, den Verlust der eigenen Einheit. Sie spricht von den Frauen, die »ihre Angst durch das Walten der biologischen Kräfte (haben) überrumpeln lassen und (die) in ihrer Mutterschaft vor den Toren einer Welt (stehen), die ihnen voll Schmerzen und Schrecken zu sein scheint. Die wenigsten nur können den biologischen Vorgang einfach als das, was er ist, annehmen und in der freudigen Erwartung eines Kindes zugunsten der Zukunft die mit der Angst belastete Vergangenheit aufgeben.« Aber sie fügt hinzu: »Es scheint jedoch, daß diese Freiheit immer nur eine relative ist, denn wenn immer es gelingt, bei Neurotischen und bei Gesunden ein Stück mit der Entbindung zusammenhängenden Amnesie zu beheben, entdeckt man die mehr oder weniger gut verwaltete Angst und mit ihr die assoziative Verbindung mit früheren Ängsten.« Deutsch beschreibt auch die Schutzmechanismen, die Frauen aufbauen, um diesem »Gemisch von Macht und Unterordnung« zu entkommen. Es handelt sich um eine Auslieferung. Es hat »etwas sehr Schicksalhaftes, Unvermeidliches in sich, wie der Tod«. Und aufrichtigerweise stellt Deutsch fest, daß diese vielen schlauen Beobachtungen uns dennoch im Verständnis des Ablaufes keinen Schritt weiterbringen: »Es ist jedoch auffallend, wie häufig Entbindungen in einer jämmerlichen Lebenssituation, in Not und Sorge, mit Furcht vor sozialen Konsequenzen (Illegitimität), in einer unglücklichen Ehe usw. unbehindert ihren normalen biologischen Lauf nehmen. Und umgekehrt treten Störungen ein, die weder von der physiologischen Seite her noch in ihrer Psychogenese erklärbar sind.«[98]

Helene Deutsch liefert eine Reihe von sensiblen Beobachtungen, wie man sie in der medizinischen Literatur – auch der medizinhistorischen – sonst kaum findet. Sie beschreibt als erste die Varianten von Angst unter der Geburt. Verheerenderweise fällt Helene Deutsch zum Schluß weit hinter ihre eigenen Einsichten zurück, in eine Rechtfertigung des Schmerzes der reifen Frau, die einem primitiven Biologismus huldigt und aus heutiger Sicht kein Pardon finden kann. Sie spricht von der »purifizierenden Wirkung des Leidens«, davon, daß Frauen die Geburtsleiden als Vollendung des Koitus genießen, von der wahrhaft weiblichen Frau, die die Qual der Geburtsschmerzen vergißt und nach Wiederholung lechzt. Auch bei ihr findet sich die Auffassung, daß Schmerzfreiheit die Frauen um ein Wesentliches der Geburt beraube. Die »Flucht in die Anästhesie durch Narkose« kennzeichnet sie als höchsten Ausdruck der Intoleranz gegen Schmerzen. Diesen Weg gingen »männliche« Frauen. Mit »männlich« meint Deutsch einen Frauentyp, den wir heute als selbstbewußt und emanzipiert bezeichnen.

Aus all diesen Gründen evoziert Helene Deutschs Entwurf einer Theorie der Weiblichkeit aus heutiger Sicht stets viel Zorn. Dabei läßt sich aus einer Studie von R. Appignanesi und J. Forrester über »Die Frauen Sigmund Freuds«[99] rekonstruieren, daß Helene Deutsch eine engagierte Feministin, Sozialistin und Psychoanalytikerin war, die im Verständnis ihrer eigenen Weiblichkeit gar nichts dem Schicksal überließ. Als Forscherin jedoch blieb sie einem biologischen Determinismus verhaftet, der ihre Thesen zum Wesen der Weiblichkeit zuweilen wie eine Benimm-Dich-Anleitung aus viktorianischem Zeitalter erscheinen läßt. Rückblickend muß man bedauern, daß gerade sie, in der Nähe zu Freud, so fatal zu der Einengung des Verständnisses von Weiblichkeit als grundsätzlich dem Masochismus verhaftet beigetragen hat, indem sie weibliche Passivität und männliche Aktivität für Natureigenschaften des Mannes und der Frau hielt.

Schon 1925 hatte Helene Deutsch die Bedeutung von Geburt im weiblichen Lebensentwurf als »die Akme (den Gipfelpunkt) der sexuellen Lust«[100] dargestellt. Eine unbändige masochistische Lust entäußere sich im Gebärakt, heißt es da. Die Frau beende dort den »im Koitus erst inaugurierten« Sexualakt. »Durch die Mutterschaft findet die verstümmelte Frau wieder zur phallischen Kraft zurück.« Das Ideal der Frau verwirkliche sich in der Mutterrolle. Höhepunkt ihres Schaffens sei das Kinderkriegen, und nur von dort aus könne die Frau Produktivität entwickeln: »Aus den aktiven Strebungen der Mutterschaft und aus der emotionalen Wärme der Mütterlichkeit schöpfend, kann das Weib unendlich viel an Leistungen sozialer, künstlerischer und wissenschaftlicher Natur vollbringen.« Die fatale Einengung der weiblichen sexuellen Identität, die Helene Deutsch unternimmt, kommt dem Puritanismus der fünfziger Jahre wie gerufen und verschafft der Psychoanalytikerin erneut Popularität und Autorität.

Helene Deutschs Verständnis von Geburt hat ihren Ausgangspunkt in der Vision eines Triumphmarsches der Frau vor einem noch immer gleichgültigen Vater. Deutsch erweist an dieser Stelle ihren Vätern und Übervätern die Reverenz und überträgt ihre persönliche Orientierung auf das Wesen der Weiblichkeit, was heute recht grobschlächtig anmutet: Frauen holen sich die Absolution der Patriarchen, indem sie ihnen Söhne schenken. Und trotzdem dürfen wir nicht vergessen, daß diese Kategorien 1925, als Helene Deutsch die »Psychoanalyse der weiblichen Sexualfunktion« verfaßte, so gut wie Neuland waren.

Und auch bei ihr findet sich ein Unbehagen, die Vermutung, daß ihre Einschätzung der weiblichen Identität schon bald überholt sein könnte. Ihre Beobachtungen, daß Sexualität nur für den Mann »wichtig« sei, die Frau dagegen »glücklich in der zärtlich-mütterlichen Spende auch im Koitus«, hat sie selbst schon relativiert, indem sie feststellte: »Dieser Frauentypus ist im Absterben, und es scheint, daß die moderne Frau neurotisch ist, wenn sie frigid ist.«[101]

21. Strategien im Umgang mit der Geburt – individuelle Verdrängung und kollektive Amnesie

Allein der Umgang mit Zahlen in der Geburtshilfe spricht Bände über das Interesse, das ihre Akteure umtreibt. Die Zahlen werden je nach Bedarf interpretiert, so daß jede statistische Aussage mit Vorsicht zu genießen ist. Die gleichen Zahlen rechtfertigen für die einen eine erhöhte Sicherheit durch medizinische Überwachung, dieselben Zahlen können das Plädoyer für »natürliche Hausgeburten« unterstreichen und den Kampf gegen die Apparaturen bestärken. So betonen in Holland zum Beispiel die einen die niedrige Sterblichkeitsrate von Säuglingen und Wöchnerinnen, um die Effizienz der traditionellen niederländischen Hausgeburt zu preisen. Andere weisen darauf hin, daß die abnehmende Sterblichkeit mit einer Zunahme von Klinikgeburten einherging, was wiederum die größere Sicherheit von Klinikgeburten beweise.

Im Rahmen einer Studie, die an der Frankfurter Universitätsklinik durchgeführt wurde, hat man Frauen vor der Geburt gefragt: »Welche Funktion könnte Ihr Partner im Kreißsaal wahrnehmen?« Häufig lautete die Antwort, der Partner solle »aufpassen, daß die Angestellten mir nicht irgendwelche Drogen geben, die ich ablehne« oder daß er »mich vor der Einnahme von Medikamenten bewahren« könne. Nach der Entbindung gaben 56,3 Prozent der Frauen an, die Geburt sei schlimmer gewesen, als sie es sich vorgestellt hatten, weitere 6,3 Prozent sagten, sie sei genauso schlimm gewesen, wie sie es sich vorgestellt hatten. Das heißt, daß die im Vorfeld von Geburt zu geringe Beachtung von Schmerz, sei es aus Idealisierung oder durch unbewußte Meidungsstrategie, dazu führt, daß »neben« dem Überwältigenden, das dem Gebären immanent ist, der Faktor Schmerz in seiner Intensität eine äußerst problematische Überraschung bleibt. Gemessen daran, daß sogar die Mediziner den Wehenschmerz als einen der stärksten Schmerzzustände ansehen, erscheint das allgemeine Schweigen wie eine insgeheime Verabredung, als habe alle Welt beschlossen, vor der Grenzerfahrung Geburt die Augen zu verschließen. Doch es geht hier nicht darum, eine Verschwörung von Hebammen, Medizinern, Männern, Müttern und allen anderen gegen die Frauen aufzudecken. Es geht darum, in den verschiedenen gesellschaftlichen Bereichen, die mit Geburt konfrontiert werden, aufzuzeichnen, wie zäh, heikel und problematisch der Umgang mit Geburt bis heute ist. Geburt ist asozial, akulturell, nicht integrierbar.

Die nach der Geburt stattfindende Verdrängung des Geburtschmerzes von seiten der Frau und die Amnesie der Gemeinschaft können wir als Riegel bezeichnen. Er hält uns allen das Unannehmbare vom Leib und von der Seele fern. Diese beiden Arten des Vergessens enthalten einen konsequenten Versuch, Schutz zu leisten. Sie entlasten die Frau, die durch diesen Verdrängungsmechanismus vor ihrem eigenen unberechenbaren Gewaltpotenial geschützt wird. Sicherlich stellt diese Amnesie in manchen Fällen einen Garant für die Sicherheit des Kindes dar.

Was aber sollten wir einer zum erstenmal Schwangeren sagen? Hab keine Angst – wenn es so fürchterlich wird, daß du glaubst, du stirbst, irrst du dich: du wirst diese Tortur überleben. Und sollte sie zu den zehn Prozent Frauen gehören, bei denen die Geburt relativ erträglich verläuft, warum sollte man ihr vorher soviel Angst einflößen? Aber über Schmerzen sollte vorher aufgeklärt werden. Über die verschiedenen Ebenen, auf denen die Schmerzen auftreten – den physischen und den metaphysischen Schmerz –, über seine Unabwägbarkeit, über seine erbarmungslose Pünktlichkeit; und über die Mittel, die es zu seiner Linderung oder Betäubung gibt, wenn er im Körper zu toben beginnt. Und über die Konsequenzen, die er mit sich bringt, wenn er am eigenen Selbstverständnis rüttelt. Darüber läßt sich aber nicht kollektiv aufklären. Es wird hier an die individuelle Schmerztoleranz appelliert, an die eigene Biographie, die eigene Sensibilität. Hier ebnet die individuelle Weiblichkeit den Königsweg zu einer Bewußtseinserweiterung, die es sich in der Gemeinschaft schwermacht und die bisher hauptsächlich ihren Ausdruck in der Mutterliebe und der Macht über Kinder fand. Die Tatsache, daß das, was bei der Geburt stattfindet – der Bruch mit der Kultur –, sich in die Ecke von Pein, Leid und Scham verdrängen ließ, bleibt für das Verständnis von Weiblichkeit inakzeptabel. Und der verwegene Sarkasmus der Ratgeber im Sinne von »Nach der Geburt wieder fit und schön« erreicht in dieser Perspektive den Gipfel der Geschmacklosigkeit.

Geburtsvorbereiterinnen und alle, die einer erstmals Schwangeren beistehen, tendieren dazu, den Schmerz zu verharmlosen. Sie empören sich nicht über den physischen und mit ihm einhergehenden metaphysischen Schmerz und sehen ihn nicht als etwas, das zwar von Kultur zu Kultur, von Individuum zu Individuum, von Biographie zu Biographie ganz eigene Akzente tragen kann, aber stets etwas Unduldbares für den Menschen bleibt. Ich hoffe, daß sich aus den verschiedenen Perspektiven meiner Beobachtungen ein Staunen darüber ergibt, daß jede Frau, die ein Kind zur Welt bringt, sich mit all den nicht gesellschaftsfähigen Anteilen, die der Vorgang Geburt innehat, »irgendwie arrangiert«. Und dieses »irgendwie Arrangieren« ist im Grunde ein Armutszeugnis für ein aufgeklärtes Verständnis von Weiblichkeit. Die Ambivalenz zwischen Verletzbarkeit und Stärke, die im gebärenden Körper zum Ausdruck kommt, hat sich fatalerweise auf gestattete Launen reduzieren lassen.

Die Brutalität des Gebärens als natürlich und unausweichlich hinzunehmen, fesselt Frauen in Unmündigkeit. Dagegen soll das Verständnis von Geburt als akulturellem Moment den Schmerz und die Möglichkeiten, ihn zu lindern, in ein neues Licht rücken. Unter diesem Gesichtspunkt muß es möglich sein, die Schmerzvermeidung als Grundrecht zu überlegen. Wenn wir uns direkt mit dem animalischen Geschehen unter der Geburt konfrontieren, wird es möglich sein, ein erweitertes Verständnis vom Gebären zu erlangen, das uns sicherlich über das Bild der ehrenhaften Mutter hinausführt und uns nicht nötigt, die schmerzhafte und gewaltgeladene Seite des Gebärens unter den Teppich zu kehren. In der Unbequemlichkeit dieses Ereignisses ruhen die Ansätze, die uns Frauen helfen könnten, mit mehr Würde und Selbstschutz durch dieses Abenteuer hindurchzugehen.

ANHANG

Anmerkungen

DIE ABWEHR UND IHRE TRADITION

[1] 1 Moses 3, 16

[2] HARDACH-PINKE, I.: Schwangerschaft und Identität: Die Wiederkehr des Körpers. Hrsg.: KAMPER, D.; WULF, C.: S. 193–208

[3] BARBAUT, J.: Mythes et legendes de la naissance

[4] HORAZ: Buch III – Ode XXII

[5] SIGUSCH, V.: Die Logik der Gewalt. In: AZOULAY, I.: Phantastische Abgründe. S. 13 .

[6] BADINTER, E.: L'amour en plus. Histoire de l'amour maternel

[7] SCHLESKE, G.: Wechselspiel bewußter und unbewußter Phantasien schwangerer Frauen. In: Kinderanalyse. Heft 4. S. 341–374

[8] SZEJER, M.; STEWART, R.: Ces neufs mois là. Une approche psychanalytique de la grossesse et de la naissance.

[9] BERNINGHAUSEN, J.: Der Traum vom Kind – Geburt eines Klischees

[10] DUDEN, B.: Geschichten unter der Haut. S. 30

[11] HARDACH-PINKE, I.: Schwangerschaft und Identität. In: Die Wiederkehr des Körpers. S. 193–208

[12] RIEGL: Ideale zukunftssichere Geburtsklinik. Wöchnerinnen sehen – Geburtsklinken – sehen Wöchnerinnen. Klinikstudie zum Image der stationären Geburtshilfe in Deutschland. Rahmendaten und Leitfaden zu den marktwirtschaftlichen Entwicklungschancen und Entwicklungsrisiken von Entbindungskliniken. Prof. Riegl & Partner GmbH, Institut für Management im Gesundheitsdienst

[13] Ebd.: S. 261

[14] DUDEN, B.: Der Frauenleib als öffentlicher Ort. Vom Mißbrauch des Begriffs Leben

[15] HONEGGER, C.; HEINTZ B.: Listen der Ohnmacht. Zur Sozialgeschichte weiblicher Widerstandsformen. S. 30

[16] GAMBAROFF, M.: Psychoanalytische Überlegungen. In: EVAS BISS. S. 122

[17] ZANDER, J.; GOETZ, E.: Hausgeburt und klinische Entbindung im Dritten Reich. (Über eine Denkschrift der Deutschen Gesellschaft für Gynäkologie aus dem Jahre 1939)
In: Zur Geschichte der Gynäkologie und Geburtshilfe. Hrsg.: BECK, L. S. 143–157

[18] LEYRER, K.: Rabenmutter. Na und?!

[19] DUDEN, B.: Geschichten unter der Haut. Ein Eisenacher Arzt und seine Patientinnen um 1730. S. 37

[20] HARDACH-PINKE, I.: Schwangerschaft und Identität. In: Die Wiederkehr des Körpers. S. 206

[21] SCHWABENTHAN, S.; WEIGERT, V.: Mutter und Kind

[22] SCHUSTER-BRINK, C.: Mein großes Babybuch

[23] KITZINGER, S.: Mein Schwangerschaftsbuch

[24] NUSSBAUM, M.: Wie und wo soll mein Baby zur Welt kommen?

[25] Ebd.: S. 38

[26] PRINZ, W.: Schwangerschaft und Geburt

[27] Ebd.: S. 182

[28] STOPPARD, M.: Empfängnis, Schwangerschaft und Geburt

[29] NEES-DELAVAL, B.: Ich bekomme ein Baby

[30] Ebd.: S. 96

[31] Ebd.: S. 96

[32] Ebd.: S. 98

[33] KITZINGER, S.: Mein Schwangerschaftsbuch

[34] SCHWABENTHAN, S.; WEIGERT, V.: Mutter und Kind. S. 135

DIE NATURKATASTROPHE UND IHRE FOLGEN

[35] MEAD, M.: Leben in der Südsee

[36] READ, G. D.: Mutterwerden ohne Schmerz

[37] LANGER, M.: Mutterschaft und Sexus

[38] Ebd.: S. 278

[39] Ebd.: S. 309

[40] MENTZOS, S.: Pathogenetische und nosologische Aspekte der Wochenbettpsychosen. In: Psychiatrie und Neurologie der Schwangerschaft. S. 113

[41] NIPSEL, P.: Mutterglück und Tränen

[42] Ebd.: S. 26/27

[43] EDUARD DREHER: Strafgesetzbuch und Nebengesetze. 35. Auflage. S. 1036–1037

[44] GAMBAROFF, M.: Psychoanalytische Überlegungen. In: EVAS BISS. S. 125

[45] DEUTSCH, H.: Psychologie der Frau. Bd. II. S. 191

[46] ODENT, M.: Geburt und Stillen. Über die Natur elementarer Erfahrungen

[47] PRILL, H.-J.: Die Entwicklung und Ergebnisse der psychosomatischen Geburtsvorbereitung. In: Gynäkologe 15. S. 225

[48] Ebd.: S. 227

[49] CONDRAU, G.: Gynäkologische Schmerzzustände und ihre psychosomatischen Hintergründe. In: Praxis 52. S. 1406–1411

[50] HARDACH-PINKE, I.: Schwangerschaft und Identität. S. 201

[51] SZEJER, M.; STEWART, R.: Ces neufs mois là. Une approche psychanalytique de la grossesse et de la naissance. Kapitel 7

[52] Ebd.: Kapitel 7

[53] Ebd.: S. 259–299

[54] Ebd.: S. 269–271

[55] BARTHES, R.: Mythologies. – La grande famille des hommes. S. 173

[56] FERVERS-SCHORRE, B.: Postnatale Veränderungen der Paarbeziehungen. In: Gynäkologe 19. S. 28–32

[57] ODENT, M.: Geburt und Stillen. Über die Natur elementarer Erfahrungen. S. 17

[58] Ebd.: S. 128

[59] Ebd.: S. 131

[60] SZEJER, M.; STEWART, R.: Ces neufs mois là. Une approche psychanalytique de la grossesse et de la naissance

[61] HOTFILTER-MENZINGER, C.: Keine Lust auf Lust. Sexualität nach der Geburt

[62] Ebd.: in der Reihenfolge S. 45, 35, 25, 19, 59, 62, 65, 71

[63] Ebd.: S. 96
[64] URDZE, A.; RETTICH, M.: Frauenalltag und Kinderwunsch. Motive von Müttern für oder gegen ein zweites Kind

MITSPIELER UND VERRÄTER

[65] NEUBURGER, M.; PAGEL, J.: Handbuch der Medizin. Bd. 3. Geschichte der Geburtshilfe
[66] NEUBURGER, M.; PAGEL, J. (Hrsg.): Handbuch der Medizin. 1905. Bd. 3. Geschichte der Geburtshilfe
[67] Die Hebamme im Spiegel der Hebammenlehrbücher. Ausstellungsführer der Universitätsbibliothek der Freien Universität Berlin. 1985. S. 11
[68] SCHRÖDER (Hrsg.): Hebammenlehrbuch. S. 181
[69] WAGNER, M.: Hebammen und WHO. In: PLOIL, O. (Hrsg.): Frauen brauchen Hebammen. Verein freier Hebammen. S. 126
[70] WERFEL, F.: Verdi. Roman der Oper. S. 188/189
[71] SAYERS, J.: Mütterlichkeit in der Psychoanalyse. S. 86
[72] BOGG, J.: Die Mamis und die Papis. Zur Abschaffung der Vaterrolle. In: Kursbuch 76. S. 53
[73] Elternklinikführer 1/96. S. 17
[74] Ebd.
[75] Ebd.
[76] SCHINDLER, G.; BONK, G.: Väter bei der Geburt – Erwartungen und Erfahrungen gemeinsam entbindender Paare in der Schwangerschaft und bei der Geburt. Dissertation an der Universität Frankfurt am Main 1987
[77] HONEGGER, C., HEINTZ C.: Listen der Ohnmacht.

Zur Sozialgeschichte weiblicher Widerstandsformen. S. 204

[78] CÉLINE, L.-F.: Semmelweis et autres écrits. Cahiers Céline

[79] Ebd.: S. 52

[80] SCHINDLER, G.; BONK, G.: Väter bei der Geburt – Erwartungen und Erfahrungen gemeinsam entbindender Paare in der Schwangerschaft und bei der Geburt. Dissertation an der Universität Frankfurt am Main

[81] LANGENBUCHER, H.: Grußworte aus dem Protokollband »Psychosomatische Gynäkologie und Geburtshilfe«. Hrsg.: STAUBER, M.; CONRAD, F.; HASELBACHER, G. 1990/1991. S. 6

[82] STAUBER, M.; CONRAD, F.; HASELBACHER, G.: Psychosomatische Gynäkologie und Geburtshilfe. 1990/1991

[83] SZEJER, M.; STEWART, R.: Ces neufs mois là. Une approche psychanalytique de la grossesse et de la naissance. S. 229

[84] Deutsches Ärzteblatt 93, Heft 25, 21. Juni 1996

[85] Die historischen Daten und Fakten zur Geschichte der Schmerzvermeidung entnahm ich den medizinisch-soziologischen Recherchen von ROSELYN REY aus.: Histoire de la douleur

[86] BARON LARREY: Mémoires de chirurgie militaire et campagnes. (1812–1817)

[87] Übersetzung von ISABELLE AZOULAY. Original in: ROSELYN REY: Histoire de la douleur

[88] STAUBER, M.; CONRAD, F.; HASELBACHER, G.: Psychosomatische Gynäkologie und Geburtshilfe. 1990/1991. S. 3

[89] Ebd.: S. 3

[90] Medizin-historische Daten und Fakten zur Geschichte der Schmerzlinderung entnahm ich der Publikation: POTTHOFF, S.; BECK, L.: Zur Geschichte der medikamentösen und psychosomatischen Geburtserleichterung. In: Zur Geschichte der Gynäkologie und Geburtshilfe. Hrsg.: BECK, L. 1986. S. 133–141

[91] READ, G. D.: Mutterwerden ohne Schmerz. S. 117

[92] JANUS, L.: Die Geburt – ein Trauma? Überlegungen zur Psychodynamik der Geburtserfahrung. In: KENTENICH, H.: Mythos Geburt.

[93] READ, G. D.: Mutterwerden ohne Schmerz. S. 117

[94] FREUD, S.: Über die weibliche Sexualität. Studienausgabe, Bd. IX. S. 276

[95] DEUTSCH, H.: Psychologie der Frau. Bd. II

[96] Ebd.: S. 161

[97] Ebd.: S. 165–167

[98] Ebd.: S. 167

[99] APPIGNANESI, L.; FORRESTER, J. (1992): Die Frauen Sigmund Freuds

[100] DEUTSCH, H.: Psychologie der weiblichen Sexualfunktionen. S. 67

[101] DEUTSCH, H.: Der feminine Masochismus und seine Beziehung zur Frigidität. In: Intern. Zeitschrift für Psychoanalyse 16, 1930. S. 172–184

Bibliographie

AKRICH, M.; PASVEER, B.: Comment la naissance vient aux femmes. Paris 1996

APPIGNANESI, L.; FORRESTER, J.: Die Frauen Sigmund Freuds. München 1994

AZOULAY, I.: Phantastische Abgründe. Die Gewalt in der sexuellen Phantasie von Frauen. Frankfurt 1996

BADINTER, E.: L'amour en plus. Histoire de l'amour maternel. Paris 1980

BARBAUT, J.: Mythes et légendes de la naissance. Histoires de la naissance à travers le monde. Paris 1990

BARTHES, R.: Mythologies (Mythen des Alltags). Paris 1957

BASTIEN, D.: Le plaisir et les mères. Paris 1996

BEAUVOIR, S. DE: Le deuxième sexe (dt.: Das andere Geschlecht). Paris 1949

BECK, L. (Hrsg.): Zur Geschichte der Gynäkologie und Geburtshilfe. Heidelberg 1978

BECK, L; STRASSER, K.; ZINDLER, M.: Regionalanästhesie in der Geburtshilfe. Heidelberg 1978

BENZ, B.; GLATTHAAR, E.: Checkliste Geburtshilfe. Stuttgart 1977, 1981

BERNINGHAUSEN, J.: Der Traum vom Kind – Geburt eines Klischees. Frankfurt 1980

BIRKMAYER, W. (Hrsg.): Anfall – Verhalten – Schmerz. Internationales Symposium St. Moritz, 1975. Stuttgart 1976

BOGG, J.: Die Mamis und die Papis. Zur Abschaffung der Vaterrolle. In: Kursbuch 76. Berlin 1984. S. 53

BRETSCHER, J.: Über den Geburtsschmerz. In: Praxis 53. Bern 1964.2

CELINE, L. F.: Semmelweis et autres écrits. In: Cahiers Celine. Paris 1977

CONDRAU, G.: Gynäkologische Schmerzzustände und ihre psychosomatischen Hintergründe. In: Praxis 52, 1963

DEUTSCH, H.: Der feminine Masochismus und seine Beziehung zu Frigidität. In: Internationale Zeitschrift für Psychoanalyse 16. Wien 1930. S. 172–184

DEUTSCH, H.: Psychologie der weiblichen Sexualfunktionen. Wien 1925

DEUTSCH, H.: Psychologie der Frau. Bern 1954

DICK, W.; FRIEDBERG, V.; LANZ, E.: Geburtshilfliche Regionalanästhesie. Stuttgart 1988

Die Hebamme im Spiegel der Hebammenlehrbücher. Ausstellungsführer der Universitätsbibliothek der Freien Universität Berlin 1985

DUDEN, B.: Geschichten unter der Haut. Stuttgart 1987

DUDEN, B.: Der Frauenleib als öffentlicher Ort. Vom Mißbrauch des Begriffs Leben. Hamburg, Zürich 1991

233

ELIAS, N.: Über den Prozeß der Zivilisation. 1939

EHRENREICH, B.; ENGLISH, D.: Hexen, Hebammen und Krankenschwestern. München 1975

FERVERS-SCHORRE, B.: Postpartale Veränderungen der Paarbeziehungen. In: Gynäkologe 19. Berlin 1986. S. 28–32

FLANDRIN, J.-L.: Le sexe en Occident. Évolution des attitudes et des comportements. Paris 1981

FREUD, S.: Über die weibliche Sexualität. 1931

GAMBAROFF, M.: Psychoanalytische Überlegungen. In: Evas Biß: Weibliche Aggressivität und ihre Wirklichkeiten. Freiburg 1995

GAUSS, C. J.; WILDE, B.: Die deutschen Geburtshelferschulen. Bausteine zur Geschichte der Geburtshilfe. München 1956

GÉLIS, J.: L'accouchement au XVIII siècle. Pratiques traditionnelles et contrôle médical. Ethnologie française, 1976

GRODDECK, G.: Le livre du Ça. Paris 1963

HARDACH-PINKE, I.: Schwangerschaft und Identität. In: Die Wiederkehr des Körpers. Hrsg.: KAMPER, D.; WULF, C. Frankfurt 1982

HENGER, U.: Analgesie und Anästhesie in Gynäkologie und Geburtshilfe. Dissertation an der Universität München 1990

HONEGGER, C.; HEINTZ, B.: Listen der Ohnmacht. Zur Sozialgeschichte weiblicher Widerstandsformen. Frankfurt 1984

HONEGGER, C.: Die Ordnung der Geschlechter. Die Wissenschaft vom Menschen und das Weib. Frankfurt 1991

HORNUNG, R.: Schmerzverhütung bei der Geburt. In: Berliner Klinik. 1929. Jg. 36

HOTFILTER-MENZINGER, C.: Keine Lust auf Lust. Sexualität nach der Geburt. München 1995

HUTSCHENREUTER, K. (Hrsg.): Der Schmerz und seine Behandlung. Frankfurt/Main, Zürich 1986

JANUS, L.: Die Geburt – ein Trauma? Überlegungen zur Psychodynamik der Geburtserfahrung. In: KENTENICH, H.: Mythos Geburt. Gießen 1996

JAUBERT, M.-J.: Les bateleurs du mal-joli. Paris 1979

KÄSER, O.: Zur Technik der Schmerzbekämpfung unter der normalen Geburt. In: Bibliotheca Gynecologica. 1950. Fasc. 9. Fortschritte der Geburtshilfe und Gynäkologie. S. 68–88

KENTENICH, H.; RAUCHFUSS, M.; BITZER, J.: Mythos Geburt – und weitere Beiträge der Jahrestagung Psychosomatische Gynäkologie und Geburtshilfe 1995. Gießen 1996

KLINGSPOHR, H.-J.: Die Geschichte eines Wehenhemmers. Mainz 1983

KOBAYASHI, M.: Ultraschalldiagnostik in Gynäkologie und Geburtshilfe. Erlangen 1988

KRISTEVA, J.: Pouvoirs de l'horreur. Paris 1980

LAMPL-DE GROOT, J.: Zur Entwicklungsgeschichte des Ödipuskomplexes der Frau. In: Psyche 1965. Jg. 19. S. 403–453

LANGENBUCHER, H.: Grußworte aus dem Protokollband »Psychosomatische Gynäkologie und Geburtshilfe«. Hrsg.: STAUBER, M.; CONRAD, F.; HASELBACHER, G. 1990/1991

LANGER, M.: Mutterschaft & Sexus. Freiburg 1988

LAWIN, P.; BELLER, F. K.; STELLPFLUG, H.: Analgesie und Anästhesie in der Geburtshilfe. Symposium Münster/Westf., August 1977. Stuttgart 1980

LEYRER, K.: Rabenmutter. Na und?! Frankfurt 1987

LINDER, R.; KLARCK, S. (Hrsg.): Hausgeburten. Dokumentation der 2. Deutschen Arbeitstagung Haus- und Praxisgeburten. Frankfurt 1996

MARTIUS, H. (Hrsg.) (1948): Lehrbuch der Geburtshilfe. 11., neubearb. Aufl. Stuttgart 1985

MEAD, M.: Leben in der Südsee. 1965

MENTZOS, S.: Pathogenetische und nosologische Aspekte der Wochenbettpsychosen. In: Psychiatrie und Neurologie der Schwangerschaft. Stuttgart 1968

MERZ, E.: Sonographische Diagnostik in Gynäkologie und Geburtshilfe. Lehrbuch und Atlas. Stuttgart 1988

MICHELET, J.: Die Hexe. München 1974

MÜLLER, D.: Die Zwangsläufigkeit der Geburtstraumas als Folge der Evolutionspathologie des Menschen. In: JANUS, L.: Die kulturelle Verarbeitung pränatalen und perinatalen Erlebens. Heidelberg 1991

NAUJOKS, H.: Gerichtliche Geburtshilfe. Stuttgart 1957

NEES-DELAVAL, B.: Ich bekomme ein Baby. Niedernhausen 1991

NEUBURGER, M.; PAGEL, J. (Hrsg.): Handbuch der Medizin, Bd. 3. Geschichte der Geburtshilfe. 1905

NEUWIRTH, B. (Hrsg.): Frauen, die keine Kinder wollen. Wien 1988

NIJS, P.; VAN DORPE, H.: Partnerverhältnis und Sexualität während der Schwangerschaft. In: Gynäkologe 15. 1982. S. 228–235

NIPSEL, P.: Mutterglück und Tränen. Freiburg 1996

ODENT, M.: Geburt und Stillen. Über die Natur elementarer Erfahrungen. München 1994

PECKER, A.; ROULLAND, H.: L'accouchement au cours des siècles. Paris 1958

PETER, J.-P.: Entre femmes et médecins. Violences et singularités dans le discours du corps sur le corps d'après les manuscrits médicaux de la fin du XVII siècle. Ethnologie française, 1976

PLOIL, O. (Hrsg.): Frauen brauchen Hebammen. Verein freier Hebammen. Nürnberg 1991

PRILL, H.-J.: Die Entwicklung und Ergebnisse der psychosomatischen Geburtsvorbereitung. In: Gynäkologe 15. 1982.

RANK, O.: Das Trauma der Geburt. 1924

READ, G. D.: Mutterwerden ohne Schmerz. Hamburg 1953

REY, R.: Histoire de la douleur. Paris 1993

RIEMANN, F.: Grundformen der Angst. München 1975

RIEGL: Ideale zukunftssichere Geburtsklinik. Klinikstudie zum Image der stationären Geburtshilfe in Deutschland. Prof. Riegl & Partner GmbH. Augsburg 1996

RINGLER, M.: Psychohygienische Aspekte eines verhaltenstherapeutischen Geburtsvorbereitungsprogramms. Wiener Medizinische Wochenzeitschrift. 1981. 8. S. 199–203

SALLER, R.; HELLENBRECHT, D.: Schmerzen. Therapie in Praxis und Klinik. München 1991

SAYERS, J.: Mütterlichkeit in der Psychoanalyse. Stuttgart 1991

SCARRY, E. (1985): Die Chiffren der Verletzlichkeit und die Erfindung der Kultur. Frankfurt 1992

SEANGER, H.: Über die Entstehung intrakranieller Blutungen bei Neugeborenen. Monatsschrift für Geburtshilfe und Gynäkologie LXV: S. 257–274. 1924

SCHLESKE, G.: Wechselspiel bewußter und unbewußter Phantasien schwangerer Frauen. In: Kinderanalysen. Heft 4. 1993. S. 341–374

SCHINDLER, G.; BONK, G.: Väter bei der Geburt – Erwartungen und Erfahrungen gemeinsam entbindender Paare in der Schwangerschaft und bei der Geburt. Dissertation an der Universität Frankfurt am Main 1987

SCHRÖDER, R. (Hrsg.): Hebammenlehrbuch. Leipzig 1947

SCHWARTZ, P.: Geburtsschäden bei Neugeborenen. Jena 1964

SEMMELWEIS, I. (1861): Äthiologie, Begriff und Prophylaxis des Kindbettfiebers. In: Klassiker der Medizin. Bd. 18. Leipzig 1912

SICHTERMANN, B.: Vorsicht, Kind. Berlin 1982

SIGUSCH, V.: Die Logik der Gewalt. In: AZOULAY, I.: Phantastische Abgründe. Frankfurt 1996

SONTAG, S.: On Photography. 1973

SZEJER, M.; STEWART, R.: Ces neuf mois-là. Une approche psychanalytique de la grossesse et de la naissance. Paris 1994

THURER, S.: Mythos Mutterschaft. New York 1994

URDZE, A.; RETTICH, M.: Frauenalltag und Kinderwunsch. Motive von Müttern für oder gegen ein zweites Kind. Frankfurt 1981

WERFEL, F. (1924): Verdi. Roman der Oper. Frankfurt 1992

WESEL, U.: Der Mythos vom Matriarchat. Frankfurt 1980

WYLIE, W. D.: Schmerzbekämpfung bei der Geburt. München/Berlin 1956